蒋天佑特效方实录

主 编　青献春

编 委　蒋玲　青小琪

山西出版传媒集团

山西科学技术出版社

图书在版编目（CIP）数据

蒋天佑特效方实录 / 青献春主编 . —— 太原 : 山西科学技术出版社，2024.4

ISBN 978-7-5377-6266-3

Ⅰ . ①蒋… Ⅱ . ①青… Ⅲ . ①中医临床—经验—中国—现代 Ⅳ . ① R249.7

中国国家版本馆 CIP 数据核字（2023）第 133345 号

JIANGTIANYOU TEXIAOFANG SHILU
蒋天佑特效方实录

出　版　人：阎文凯
主　　　编：青献春
责 任 编 辑：郝志岗
助 理 编 辑：马　晨
封 面 设 计：吕雁军

出 版 发 行：山西出版传媒集团·山西科学技术出版社
　　　　　　地址：太原市建设南路 21 号　邮编：030012
编辑部电话：0351—4922072
发 行 电 话：0351—4922121
经　　　销：各地新华书店
印　　　刷：山西苍龙印业有限公司

开　　　本：890mm×1240mm　1/32
印　　　张：12.5
字　　　数：210 千字
版　　　次：2024 年 4 月第 1 版
印　　　次：2024 年 4 月山西第 1 次印刷

书　　　号：ISBN 978-7-5377-6266-3
定　　　价：49.00 元

内容提要

本书医案皆为蒋天佑老中医第一手病例，包括内、外、妇、儿各科病证，共计医案181例。本书有四大特点：一是注重实事求是。人命关天，岂不审慎？二是突出中医特色，以辨证论治为主线，理、法、方、药，一以贯之。三是力求"三效"（高效、速效、长效）。四是强调编写的科学性、系统性、规范性、实用性。可供医疗卫生人员及热爱中医的广大读者参考。

叙　例

一、本书所选病例，以常见病、多发病为主，也适当
选用了一些危急重症及疑难杂症。

二、本书充分体现了中医药特色，所选病例，一律采
用中医药诊疗技术，运用祖国医药的理论来阐述病因病机、
辨证论治、理法方药等，悉以《黄帝内经》《难经》《伤
寒杂病论》《温病条辨》《神农本草经》等中医经典为依据，
亦旁采历代著名医家学说。

三、本书病案除一般资料外（如性别、年龄、初诊日

期等），主列"主诉""现病史"（主要临床症状及舌脉等）、"辨证"（中医的病名、证型）、"西医诊断"（只相当于西医某病范围，与中医病证之间不能画等号）、"治法""方药"（含方剂来源、药物剂量等）、"治疗经过"（初诊、二诊、三诊……）、"辨治思路"（阐述该案的病因病机、方药生效原理以及有关中医学说、个人体悟等）、"总结分析"等九项。在记录主诉、现病史及治疗经过等项中，绝大多数用中医学的理论术语，并列有现代医学的相关检查，以资参考。

四、本书将过去所用的分、钱、两等计量单位一律折算为克。

五、本书中的方药汤剂煎服法采用常规煎服方法。即每剂药水煎 2 次，混合后早、晚分服，每天服 1 剂（正文中不赘），若服药者呕吐，则每天分 3 ～ 5 次服。特殊需要将在案中具体说明。其他丸剂、散剂等的服用方法亦在案中具体说明。

六、本书共收医案 181 例，其中内科 103 例，外科 26 例，妇科 24 例，儿科 19 例，五官科 9 例。

七、广大读者在运用本书经验时，最好在专业中医师的指导下，结合实际使用为妥。

编者

序

中医学有五千多年的悠久历史，有独特且丰富的理论体系与实践技术，有浩如烟海的文献典籍，有卓越而神奇的临床疗效，尤其是治疗疑难杂症往往能收到意想不到的效果。虽经近百年来所谓"科学主义者"的肆意摧残，但它愈挫愈勇，顽强挺拔、光彩夺目地屹立于世界医学之林，不仅为中国人民，还为世界人民的健康保健事业作出了很大贡献！

业师王本立是湖北名老中医，"医不三世，不服其药"，余求学时，恩师的医术已传至第三代。半个多世纪来，我虽孜孜不倦、夜以继日地勤奋钻研、努力实践，也经历了"三折之肱"的磨炼，但因个人资质鲁钝，且祖国医学博大精深，疾病变化无穷，所以成功经验较多，失败经历也不少。今不揣浅陋，将多年临床经验和盘托出，以供同道们指正。是为序。

蒋天佑

目　录

一、内科病特效方

（一）感冒特效方

1. 太阳中风经典方——桂枝汤

【方剂组成】桂枝 9g，炒白芍 9g，炙甘草 5g，生姜 3 片，大枣 3 枚。

【方剂来源】《伤寒论》。

【经典案例】女，45 岁。初诊日期：1967 年 10 月 8 日。

主诉：感冒 3 天。

现病史：3 天前出现发热，汗出，恶风，头痛，身酸。舌质红，苔薄白，脉浮缓。

辨证：太阳病——太阳中风。

西医诊断：感冒。

治法：辛温解表，调和营卫。

方药：用本方治疗。服头煎，遵仲圣法，药后食小米稀粥一小碗，覆被取微汗，避风寒，禁食生冷油腻发物。

半月后随访，服上方 1 剂，啜热粥，身即漐漐汗出，通体舒泰，"覆杯而愈"。

辨治思路：桂枝汤乃《伤寒论》治太阳表证风伤营卫的第一张方，严遵仲圣服法，取得"覆杯而愈"的神奇效果，经方治病的神奇效验，于此可见一斑，正如柯琴在《伤寒论附翼》中赞其"为仲景群方之魁，乃滋阴和阳，调和营卫，解肌发汗之总方也。"

总结分析：本方服法也极为讲究，先煎药取汁，"适寒温"服，"服已须臾，啜热稀粥"，借水谷之精气，充养中焦，不但易为酿汗，更可抵御外邪不致复感。同时"温覆令一时许"，避风助汗，待其"遍身漐漐，微似有汗"，即肺胃之气和，津液得通，营卫和谐，腠理复固之象。所以尤怡《金匮要略心典》中引徐（彬）氏之说，"桂枝汤，外证得之，为解肌和营卫，内证得之，为化气和阴阳。"因此，除外感风寒之表虚证，病后、产后、体弱而致营卫不和，证见时而发热自汗出，兼有微恶风寒等，也可酌情使用桂枝汤。

2. 太阳少阳合病经典方——小柴胡汤加减

【方剂组成】柴胡 9g，黄芩 9g，法半夏 9g，竹茹 12g，桑枝 30g，羌活 9g，独活 9g，秦艽 12g，全瓜蒌 12g。

【方剂来源】《伤寒论》。

【临床案例】女，45 岁。初诊日期：1971 年 4 月 5 日。

主诉：感冒 5 天。

现病史：5 天前出现恶寒，寒热往来，头晕且痛，关节疼痛，恶心呕吐，不思饮食，口干而苦，两胁疼痛，小便时有烧灼感，大便数日未行，诸症下午明显，体温 38.3℃。舌质淡红，苔薄黄白，脉右寸略浮。

辨证：太阳少阳合病。

治法：辛解太阳，和解少阳。

方药：用本方 2 剂，早晚温服。服药后，覆被取微汗。

4 月 7 日二诊：症舌脉平。继服 2 剂获愈。

辨治思路：《伤寒论》第 1 条曰："太阳之为病，脉浮，头项强痛而恶寒。"第 266 条曰："本太阳病不解，转入少阳者，胁下硬满，干呕不能食，往来寒热；尚未吐下，脉沉紧者，与小柴胡汤。"

总结分析：本病为太少两感之证。治疗时，取羌活、独活、秦艽、桑枝辛散太阳之邪，又取小柴胡汤和解少阳，加全瓜蒌通胸阳、竹茹止呕。如此一举两得，微汗而愈。

3. 太阳阳明合病经典方——桂枝汤合白虎汤加减

【方剂组成】桂枝9g，炒白芍9g，炙甘草6g，生姜3片，大枣3枚，生石膏（先煎）21g，知母9g，粳米9g。

【方剂来源】《伤寒论》。

【临床案例】男，36岁。初诊日期：1973年5月17日。

主诉：发热26天。

现病史：4月22日头痛颇重，体温：38℃，4月28日就诊于某医院，诊断为"重感冒，结核性脑膜炎待除外"，医生予红霉素等药物治疗，仍自觉上半身皮肤发热，肢体憋胀不适，皮温未见明显升高。下半身怕冷，盗汗，汗出不畅，咯痰，痰中带暗红色血丝，口干、口苦或口淡，纳差，小便黄，大便干，隔日1行。舌质略红，苔淡黄白，脉滑数。

辨证：太阳阳明合病。

治法：调和营卫，清阳明气分实热。

方药：用本方2剂。

5月19日二诊：热退，不怕冷，头闷，口干且苦，口时咸时淡。舌质红，苔淡黄白，脉偏大。改用《脾胃论》之补中益气汤：炙黄芪9g，白术9g，陈皮6g，升麻9g，柴胡9g，党参9g，当归9g，白茅根15g，炙甘草6g。2剂。

5月22日三诊：精神好转，头闷减轻，纳食增加，痰中血量减少，大便好转。照上方继服2剂。

5月24日四诊：偶有上半身皮肤发热，肢体憋胀。照上方加地骨皮15g，2剂。

5月29日五诊：除腿软、腹胀、肠鸣外，余症消失。新拟方：炙黄芪15g，白术9g，陈皮6g，升麻9g，柴胡9g，党参9g，当归9g，甘草6g，黄芩9g，枸杞子12g，生姜9g。2剂。

6月1日六诊：症舌脉平，再守上方3剂善后。

辨治思路：本案为太阳与阳明合病，自觉上半身皮肤发热、肢体憋胀，下半身怕冷，此太阳表证治疗不彻底，表邪郁滞皮部腠理间使然。口干且苦，咯痰带血丝，尿黄便干，脉滑且数，苔黄等为阳明气分有热也。

总结分析：用桂枝汤和营卫以解太阳表邪，白虎汤清阳明气分之热邪，表里双解，其病自愈。

4. 风热感冒经典方——桑菊饮加减

【方剂组成】桑叶 9g，菊花（后下）15g，桔梗 9g，前胡 9g，甘草 6g，薄荷（后下）6g，芦根 9g。

【方剂来源】《温病条辨》。

【临床案例】男，53 岁。初诊日期：1974 年 3 月 6 日。

主诉：咳嗽，流涕半月。

现病史：半个月前出现咳嗽，流涕。现咳嗽、鼻流浊涕，痰黏、咽干，头闷眼憋。舌质红，苔薄白，脉右寸略浮。

辨证：感冒——风热犯肺。

治法：疏风清热，宣肺止嗽。

方药：用本方 2 剂。

3 月 9 日二诊：咳嗽、头闷、眼胀均除，流涕好转 80%，唯嗓子发干且黏，脉平。照上方加知母 6g。2 剂。

20 多天后随访，服完上药即愈，未再犯。

辨治思路：中医学中感冒通常分为风寒感冒与风热感冒两种，前者主用辛温解表法，方如麻黄汤、桂枝汤等，后者主用辛凉解表法，方如银翘散、桑菊饮等。之所以区分为这两种，主要与感染病毒种类和人体体质有关。

总结分析：本案为风热犯肺之证。方中桑叶、薄荷、菊花疏散风热而辛凉解表，桔梗载药上行而利咽，前胡降气而肃肺，芦根清热生津，甘草、知母清热泻火。诸药合用，可令肺气宣发肃降功能恢复正常，人体正气得复，邪气得除。

5. 痰热壅肺感冒经典方——大剂四妙勇安汤

【方剂组成】玄参 60g，金银花（后下）60g，鱼腥草 30g，甘草 9g，桔梗 12g，白及 30g，当归 10g。

【方剂来源】《石室秘录》。

【临床案例】男，45 岁。初诊日期：1998 年 3 月 5 日。

主诉：高热、寒战、咳嗽、胸痛 3 天。

现病史：3 天前出现高热，体温 39.8℃伴寒战、咳嗽、胸痛。现寒战、身痛、头痛、无汗、咳嗽，吐黄脓痰，气略紧，胸痛，乏力，口干、口苦，食欲差。舌质红，苔黄白，脉浮滑数。肺部听诊：双肺干啰音（++），湿啰音（++）。查血常规示：白细胞偏高。

辨证：感冒——痰热壅肺。

西医诊断：流行性感冒。

治法：辛凉解表。

方药：《温病条辨》银翘散加减。金银花（后下）30g，连翘 15g，竹叶 10g，荆芥（后下）9g，牛蒡子 9g，薄荷（后下）6g，甘草 6g，桔梗 10g，芦根 10g，杏仁 10g，浙贝母 12g。2 剂。服第一煎宜热，覆被取微汗。

3月8日二诊：寒战除，仍高热，咯吐黄脓痰，胸痛气急，口干且口苦。照上方去荆芥、薄荷，加天花粉 30g、栀子 9g、黄芩 10g。4 剂。

3月15日三诊：服上方后，发热减轻，仍咯吐黄脓痰，极臭。舌质红，脉滑数。肺部听诊同初诊。用《石室秘录》四妙勇安汤。

3月20日四诊：服上方4剂，黄脓痰减少。肺部听诊：干啰音（+）。照上方继服4剂。

3月25日五诊：热退，黄脓痰明显减少，已无臭味。肺部听诊：（-）。照上方各味减半量，4剂。

3月30日六诊：轻咳，痰白量少。照上方各药用1/3量，4剂。

4月3日七诊：症状基本缓解。拟方：玄参 9g，沙参 9g，麦冬 9g，当归 6g，金银花（后下）10g，甘草 6g，黄芪 9g。10 剂。

7月20日随访，服药后病愈，未复发。

辨治思路：本案为风热感冒，一诊时忽视了咯吐脓痰，用一般的辛凉解表法，虽有效果，但不理想。到三诊时，脓痰极臭，才知肺之痰热蕴结已深，有将欲化脓之势，速予大剂四妙勇安汤阻断肺化脓之趋势，4剂后病情立有转机，黄脓痰减少，再4剂，黄脓痰明显减少，且无臭味，肺部听诊正常，加减继服而愈。

总结分析：此病初治疗时辨证论治欠精，自然难以取效。认真分析病情后，改弦易辙果断易方后，才转危为安。这一教训当终身吸取。

6. 暑湿感冒经典方——藿香正气散、达原饮、小陷胸汤、小承气汤

【经典方剂】藿香正气散、达原饮、小陷胸汤、小承气汤。

【方剂来源】《太平惠民和剂局方》《瘟疫论》《伤寒论》。

【临床案例】男，50岁。初诊日期：1971年11月27日。

主诉：发热恶寒，伴全身乏力2天。

现病史：昨天出现发热恶寒，周身困倦，骨痛，头微痛，腰痛，呕吐数次，尿黄，大便少而秘。舌质红，苔白厚腻，脉浮濡。有胃肠炎病史。

辨证：感冒——暑湿感冒。

西医诊断：流行性感冒。

治法：解表和中，理气化滞。

方药：《太平惠民和剂局方》藿香正气散加减。藿香12g，大腹皮9g，苏叶（后下）6g，甘草4.5g，竹茹12g，滑石（布包）30g，茯苓12g，厚朴6g，白蔻仁6g，神曲12g，淡豆豉9g，葱白9g。水煎2次，早、晚热服1剂，覆被取微汗。

11月28日二诊：服上方1剂，诸症悉减，呕吐已除，背恶寒，微发热，腰痛，尿黄，大便未行。舌质红，厚腻苔见减，脉浮濡。表邪初解，内湿未除。予《瘟疫论》达原饮加减：槟榔9g，草果4.5g，厚朴4.5g，秦艽30g，桑枝30g，滑石（布包）30g，白通草6g，淡竹叶12g。1剂。

11月29日三诊：服上方，舌质红、恶寒、腰痛减轻。现胃脘部痛，疲倦，大便未解。苔白腻，脉浮濡。邪气有结胸之势，予《伤寒论》小陷胸汤化裁：黄连4.5g，瓜蒌

12g，厚朴 6g，枳实 9g，薤白 12g，秦艽 12g，陈皮 4.5g，甘草 3g。2 剂。

12月 1 日四诊：胃脘部胀痛减轻，但仍有疼痛且拒按，口和纳欠，恶寒，不发热，大便结硬。舌质红，苔黄厚粗糙，脉沉迟有力。邪气结腑，予《伤寒论》小承气汤加减：大黄（后下）15g，厚朴 9g，大腹皮 9g，槟榔 6g。1 剂。

12月 2 日五诊：服上方后，大便解 2 次，第 1 次粪质坚硬，第 2 次粪质稀溏，胃脘部痛转轻，但仍拒按，恶寒已无，口略苦，尿红赤。苔薄黄，脉沉。守上方 2 剂。

12月 18 日六诊：症舌脉平，愈。

辨治思路：清《曹仁伯医案》云："最虚之处，便是容邪之处。"本案患者有胃肠病史，脾胃虚弱，加之外邪入侵，故胃肠受邪而兼表证。首用藿香正气散 1 剂，诸症缓减，表邪初解，内湿未除；二诊予达原饮 1 剂，邪阻膜原之发热即解，腰痛减轻，唯胃脘痛，大便不解，虑有结胸之势；三诊予小陷胸汤 2 剂，胃脘痛减轻，但仍拒按，脉沉迟，右三部脉按之有力；四诊予小承气汤下燥屎；五诊仍胃脘部痛且拒按，再予小承气汤下之，2 剂即愈。

总结分析：中医有"伤寒下不嫌迟"之说，本案大便多日不解，三诊时已露端倪，有可下之征，但仍按结胸处置，四诊时出现胃脘痛且拒按，脉沉迟，右三部脉按之有力，乃予小承气汤下之，五诊根据症脉又予 2 剂小承气汤，获愈。《素问·至真要大论篇》云："谨守病机，各司其属，有者求之，无者求之，盛者责之，虚者责之，必先五胜，疏其血气，令其调达，而致和平，此之谓也。"

7. 暑湿感冒转湿阻膜原经典方——三仁汤合甘露消毒丹、达原饮、小柴胡汤合六一散

【特效方剂】三仁汤合甘露消毒丹、达原饮、小柴胡汤合六一散。

【方剂来源】《温病条辨》《温热经纬》《瘟疫论》《伤寒论》。

【临床案例】女，35 岁。初诊时期：1963 年 1 月 12 日。

主诉：咳嗽 15 天。

现病史：15 天前外感风寒，出现咳嗽，咯痰色白，2 天后出现恶寒，每天 3 ~ 4 次，每次持续 1 小时。近 2 天寒热交替，下午明显，热时微汗不畅，伴有头痛，头重如裹，骨节酸楚，目不欲睁。经治无效。现症：寒热往来，热多

寒少，头痛目眩，口苦咽干，口干不欲饮，呕吐不欲食，尿黄便干，咳嗽，咯痰色白，精神困倦，身重耳聋，上午症状轻，下午及晚上重。舌质红，苔淡黄白腻，脉浮取濡数，沉取滑数有力。查体：神志清楚，表情淡漠，心肺听诊无异常，肝未扪及，脾可及边；体温波动在37℃～39.4℃（凌晨4点37℃，上午8点39.4℃，中午12点38.7℃，下午4点39.4℃～39.5℃，晚上8点38℃～39.2℃，晚上12点37.5℃）。查血常规：白细胞总数8×10^9/L，红细胞数3.6×10^{12}/L，血红蛋白110g/L，中性粒细胞64%，淋巴细胞34%，嗜酸性粒细胞2%；咽拭子细菌培养：甲型溶血性链球菌，卡他球菌；肝功能：无明显异常；肥达氏反应（–）；外裴氏反应（–）；布氏杆菌（–）；胸片无异常。

辨证：感冒——暑湿犯表转湿阻膜原。

西医诊断：重感冒并呼吸道感染。

治法：宣畅三焦，化浊利湿，清热解毒。

方药：选《温病条辨》三仁汤合《温热经纬》甘露消毒丹加减：藿香6g，茵陈6g，滑石12g，茯苓12g，连翘9g，浙贝母9g，白蔻仁4.5g，杏仁9g，法半夏6g，石菖蒲6g，蔓荆子9g，薄荷（后下）4.5g。1剂。

1月13日二诊：精神好转，体温波动于 37℃ ~ 39℃，日间低于 38℃，晚 8 点 ~ 12 点体温波动在 38℃ ~ 39℃，晚 12 点以后体温下降，甚至正常。改开达膜原、辟秽化浊法，用《瘟疫论》达原饮加减：厚朴 6g，草果 6g，槟榔 4.5g，知母 9g，黄芩 9g，白芍 6g，甘草 3g，生姜 3 片，大枣 5 枚，白通草 6g，滑石 12g，柴胡 9g。1 剂。

1月14日三诊：寒热除，精神好转，头痛、呕吐、恶心均消失，口苦、口干，但不多饮，尿黄，大便通畅。舌质红，苔淡黄而腻减轻，脉濡数略减。膜原湿热已达，拟小柴胡汤合六一散加减以调解之：柴胡 9g，黄芩 9g，法半夏 9g，党参 6g，滑石 12g，甘草 3g，杏仁 9g，生姜 3 片，大枣 3 枚。1 剂。

1月15日四诊：口干、口苦减，淡黄腻苔退，精神明显好转，脉缓略滑。新拟方：沙参 9g，麦冬 9g，白芍 9g，甘草 6g，党参 6g，茯苓 6g，山药 9g，天花粉 9g。1 剂。

1月16日五诊：口苦略减轻，尿黄，淡黄腻苔进一步减退，脉缓。新拟方：沙参 9g，麦冬 9g，玉竹 9g，甘草 6g，木瓜 6g，茯苓 9g，山药 9g，黄芩 4.5g。1 剂。

1月17日六诊：思食，但进食不太香，舌脉平，予健脾利湿法: 茯苓9g, 山药15g, 炙甘草6g, 党参9g, 砂仁 (后下) 6g, 炒鸡内金9g, 薏苡仁6g, 柴胡6g。1剂, 水煎2次, 早、晚分服。

1月18日七诊: 睡眠欠佳, 余好。予清胆安神之方: 法半夏6g, 陈皮3g, 茯苓9g, 甘草9g, 竹茹9g, 枳实4.5g, 炒枣仁 (捣) 9g, 知母4.5g, 川芎3g。1剂。

1月19日八诊: 症舌脉平, 痊愈出院。

辨治思路: 本案初为暑湿感冒, 病在肌肤。三仁汤合甘露消毒丹主治暑湿夹杂之证, 效果明显。二诊, 高热转为低热, 且前半夜较重, 子时阳气始升, 受阳气之温化, 体温渐降。邪气伏于膜原, 阴遏阳气, 不能布达肌表可见恶寒, 至阳气渐炽, 郁极而通, 则恶寒消失而发热汗出。改用达原饮, 一证一方, 丝丝入扣, 寒热皆除。

总结分析: 凡治湿热证, 务使湿热分离, 则病易愈。先辨湿与热孰多孰少, 分清主次而治之, 则易见效, 如热多湿少, 则当清热为主, 利湿为次; 反之, 则当利湿为主, 清热为次; 如湿热并重, 则等量齐观而治之。大凡热性病后期, 温热伤津, 宜养阴生津, 当选沙参麦冬汤之类养阴生津, 亦是善后治疗大法, 不可或缺。

（二）内伤发热特效方

1. 内伤气虚发热经典方——补中益气汤

【方剂组成】炙黄芪 30g，炒白术 9g，陈皮 6g，升麻 9g，柴胡 9g，党参 9g，当归 9g，炙甘草 6g。

【方剂来源】《脾胃论》。

【经典案例】女，38 岁。初诊时间：2012 年 5 月 24 日。

主诉：高热不退 1 月。

现病史：1 月前受凉感冒后高热不退，体温最高可达 39.5℃，自行服用退热药后高热暂退，不久后体温再次升高。经多家医院治疗，疾病至今未愈。现症见：高热，自汗多。舌质淡红，苔薄白，脉沉细。

辨证：内伤发热——中气不足、阳陷于阴。

治法：补中益气，甘温除热。

方药：用本方 2 剂。

辨治思路：四诊合参，本案属内伤发热之气虚发热，予益气升陷、甘温除热之代表方剂补中益气汤获效。

总结分析：方中炙黄芪补中益气，升阳固表为君；党参、炒白术、炙甘草甘温益气，补益脾胃为臣；陈皮调理气机，当归补血和营为佐；升麻、柴胡协同参、芪升举清阳为使。综合全方，一则补气健脾，使后天生化有源，脾胃之气和，诸症自可痊愈；一则升提中气，恢复中焦升降之功能，使下脱、下垂之气自复其位。

2. 内伤气虚发热经典方——秦艽鳖甲散合清骨散加减

【方剂组成】秦艽 12g，鳖甲（先煎）12g，地骨皮 30g，银柴胡 6g，当归 15g，炒白芍 12g，天冬 15g，炒丹皮 12g，胡黄连 9g，党参 9g。

【方剂来源】《卫生宝鉴》《证治准绳·类方》。

【经典案例】女，42 岁。初诊时间：1973 年 5 月 24 日。

主诉：手足心发热 8 年，胃痛 12 年。

现病史：手足心发热 8 年，午后加重。12 年来间断胃痛，不思饮食，口干不欲饮。大便干，3 天 1 行，小便次数少，背困乏力。舌质淡红，苔薄白，脉沉弦细。血压：95/60mmHg。查血常规：血红蛋白 113g/L，白细胞总数 3.4×10^9/L，红细胞数 4.1×10^{12}/L，中性粒细胞 66%，淋巴细胞 34%。

辨证：内伤发热——中气不足、阳陷于阴。

治法：补中益气，甘温除热。

方药：用补中益气汤加秦艽 9g，地骨皮 30g，女贞子 30g 治疗。2 剂。

5 月 30 日二诊：胃痛好转，余症同前。照上方加延胡索 9g。4 剂。

6 月 4 日三诊：手足心仍热。予《卫生宝鉴》秦艽鳖甲散合《证治准绳·类方》清骨散：秦艽 12g，鳖甲（先煎）12g，地骨皮 30g，银柴胡 6g，当归 15g，炒白芍 12g，天冬 15g，炒丹皮 12g，胡黄连 9g，党参 9g。4 剂。

6 月 13 日四诊：手足心发热减少。从 6 月 9 日始，仅 6 月 10 日手足心热 1 天。纳差，喜叹息，疲乏。照上方加炙黄芪 30g，枳壳 6g。4 剂。

6 月 21 日五诊：手足心发热基本消失，纳食好转。照上方加炒鸡内金 12g。4 剂。

10 月 13 日随访，病愈，未再复发。

辨治思路：手足心发热称"四心发热"，若合心窝，称"五心发热"，体温不高或略高，属内伤发热。诊病时当四诊合参。

总结分析：本案初辨证为气虚发热，予益气升陷、甘温除热之代表方剂补中益气汤加减，药后不应。细思，本病乃久病伤阴，本案患者四心发热已达8年，阴液耗损，本案当以阴虚内热为主，改投秦艽鳖甲散合清骨散，以滋阴养血，清热除蒸，获效，连服12剂愈。

3. 内伤血虚发热经典方——归脾汤加减

【方剂组成】炙黄芪30g，党参12g，炒白术9g，当归6g，炙甘草6g，茯神9g，炙远志6g，炒枣仁（捣）30g，木香（后下）3g，龙眼肉15g，地骨皮15g，炒鸡内金9g。

【方剂来源】《妇人良方》。

【经典案例】女，39岁。初诊日期：1972年10月10日。

主诉：产后50天，夜间发热4天。

现病史：近4天每晚发热，体温38℃左右，不怕冷，口苦，纳差，失眠，心慌，尿频，大便2天1行，乳少，恶露已净。舌质淡红，形胖，苔薄白，脉弦细。

辨证：内伤血虚发热——心脾血虚发热。

治法：健脾养心，益气补血。

方药：用本方2剂。

10月12日二诊：发热除，精神及睡眠好，纳差，乳头肿略痛。照上方加蒲公英15g，金银花（后下）12g，路路通12g。4剂。

10月16日三诊：未再发热，乳头肿痛除。照一诊方4剂善后。

3个半月后随访，药后病愈，未再患。

辨治思路：本案乃心脾血虚发热，投归脾汤发热即除。二诊时患者乳头肿痛，加蒲公英、金银花、路路通清热通乳络而肿痛消失。中医"治病必求于本"，强调辨证论治、三因制宜。本案心脾血虚而发热，甘温补气血而热退，可见内伤发热不是一见发热，就用大量清热解毒、泻火解表药来治，如此治疗，往往药不对证而适得其反，不可不慎。

总结分析："甘温除大热"乃李东垣先生的一大发明。《内外伤辨惑论》是东垣先生第一本专著，他有感于当时医家以外感法治一切发热之证，认为流弊不小，为了补偏救弊乃著书以活人。补中益气汤是甘温除大热的代表方，方中黄芪、党参、白术、甘草甘温益气补中，升麻、柴胡升举清阳，补中寓升，补而不滞，为甘温除热的良方。此外产后或劳倦内伤发热，症见肌热面赤，烦渴欲饮，舌淡红，脉洪大而虚，用当归补血汤；血虚发热则用归脾汤，临床中均有好的疗效。

4. 内伤阴虚发热经典方——清骨散加减

【方剂组成】地骨皮 30g，丹参 30g，龟板（先煎）20g，炙鳖甲（先煎）20g，银柴胡 10g，生地黄、熟地黄各 20g，麦冬、天冬各 20g，枸杞子 30g，炒鸡内金 10g。

【方剂来源】《证治准绳·类方》。

【经典案例】男，32 岁。初诊日期：1992 年 6 月 10 日。

主诉：自觉骨中发热 2 天。

现病史：自觉骨中发热 2 天，腰困，大便干，小便黄，口干。舌质红，少苔，脉弦细。

辨证：内伤阴虚发热——肝肾阴虚、虚火内扰。

治法：清虚热，退骨蒸。

方药：用本方 3 剂。

6 月 15 日随访，患者诉服上药后症状基本消除。

辨治思路：本案乃肝肾阴虚，虚火内扰所致的骨蒸潮热。阴虚则生内热，虚热蕴蒸，发为骨蒸潮热；虚火上炎，灼伤津液，故口渴；阴亏液涸，不能濡养大肠，则大便干结，正合《温病条辨》所谓"水不足以行舟，而结粪不下者"。方用《证治准绳·类方》之清骨散为基础方，清骨散为治疗骨蒸潮热的常用方，汪昂《医方集解》记载："此足少阳厥阴药也。地骨皮、黄连、知母之苦寒，能除阴分之热而平之于内；柴胡、青蒿、秦艽之辛寒，能除肝胆之热而散之于表；鳖阴类而甲属骨，能引诸药入骨而补阴；甘草甘平，能和诸药而退虚热也。"生地黄、熟地黄入肝肾而滋肝肾之阴；麦冬、天冬既能滋肺阴、润肺燥、清肺热，又可养胃阴、清胃热、生津止渴，对于热病伤津之肠燥便秘，还能起到增液润肠通便之用；枸杞子性味甘、平，归肝、肾经，能滋补肝肾之阴，为平补肾精、肝血之品。诸药相合，药到病除。

总结分析：阴虚发热不可用补中益气汤和归脾汤，证不对则药不灵，需用滋阴清热之方。例如心阴不足，心火亢盛，症见心烦不得眠、午后发热、口干舌燥、舌红少苔、脉细数等，用黄连阿胶汤；肺热阴虚，症见干咳少痰，或咳嗽带血、午后发热、颧红、舌红少苔、口干咽燥、脉细数等，用百合固金汤；肝肾阴虚，症见腰膝酸软、五心烦热、颧红盗汗、耳鸣眩晕、小便黄赤、舌红少津、脉细数等，用知柏八味丸；温热病后期，症见夜热早凉、热退无汗，用青蒿鳖甲汤合清骨散，均可奏效。

（三）咳嗽特效方

1. 外感咳嗽特效方——清热宣肺方

【方剂组成】黄芩 12g，连翘 12g，瓜蒌 12g，前胡 15g，炙冬花 30g，炙紫菀 30g，杏仁 12g，贯众 10g，旋覆花（布包）9g。

【方剂来源】经验方。

【经典案例】男，60 岁。初诊日期：1974 年 2 月 9 日。

主诉：间断性咳嗽 7 年。

现病史：患慢性支气管炎 10 余年，近 7 年咳嗽频繁，经常感冒,程度颇重,近期感冒后咳嗽加重20多天。现症见:咳嗽,咯痰,痰量57ml/天,痰色黄白,气喘,喉中有水鸡声,精神与体力均欠佳,口干且苦,饮食喜冷,食纳不好,二便正常,睡眠一般。舌质红,苔黄白,脉弦细。肺部听诊:呼吸音粗糙,未闻及干、湿啰音。查血常规:白细胞12.6×10^9/L,中性粒细胞80%。胸片:两肺门纹理增重。

辨证:咳嗽——外邪袭肺。

西医诊断:慢性支气管炎急性发作。

治法:清宣肺气,止咳化痰。

方药:用本方2剂。

2月11日二诊:咳嗽减轻,痰量减少一半,气喘消失。

1976年7月24日随访时,患者自诉慢性支气管炎每年重度发作由10多次减为2次,由每年经常重度感冒变为每年2~3次中度感冒,精神、睡眠、饮食、体力均一般。自觉病情好转70%以上。

辨治思路:慢性支气管炎,是一种常见病、多发病,属于中医学"咳嗽""喘证"等范畴。其病因多端,病机复杂,证候繁多,缠绵难愈。本案属慢性支气管炎急性发作,多系内、外因互引发病。按中医学"急则治其标"的原则,投予清宣肺热之剂。

总结分析：方中黄芩、连翘、瓜蒌清宣肺热为君；前胡、旋覆花下气降气为臣；炙冬花、炙紫菀、杏仁润肺止咳为佐；贯众清热解毒为使。药证丝丝入扣，疗效自然会好。

2. 肺虚寒咳特效方——补肺止咳方

【方剂组成】炙黄芪、山药各15g，炙冬花24g，桃仁、红花、炙紫菀、白芥子各9g，干姜6g，炒白芍3g。

【方剂来源】经验方。

【经典案例】男，14岁。初诊日期：1974年1月9日。

主诉：咳嗽2月。

现病史：近4年来，每年冬天咳嗽3个月以上，此次就诊已咳嗽2个多月。现症：咳嗽，无痰，气息均匀，精神与体力欠佳，背寒，面积有手掌大小，咳嗽遇寒即发或加重，口不干苦，纳食不佳，睡眠一般。舌质红，苔白，脉弦细。查体：心肺无异常。血常规：白细胞总数14×10⁹/L，中性粒细胞69%。胸片无异常。

辨证：咳嗽——肺虚寒咳。

西医诊断：慢性支气管炎。

治法：补肺益气，温通血络，止咳化痰。

方药：用本方 10 剂。

1 月 18 日二诊：咳已控制。1976 年 7 月 5 日复查时，除体力一般外，精神、食欲、睡眠均好，咳嗽次数减少，1 年中慢性支气管炎仅发作 1 次，程度较轻，自觉好转 90% 以上。

辨治思路：肺虚有寒，易招引寒邪入侵而发病，现代研究表明，慢性支气管炎患者多数有不同程度的气滞血瘀，故用活血化瘀药是必需的。

总结分析：方中取炙黄芪、山药扶正固表、补肺健脾为君；白芥子、干姜温肺化痰为臣；炙冬花、炙紫菀温润肺脏、止咳化痰为佐；桃仁、红花活血化瘀，炒白芍敛阴兼制温燥为使。

3. 肺肾阴虚咳嗽特效方——养阴止咳方

【方剂组成】麦冬、马兜铃各 12g，生地黄、桃仁、红花各 15g，沙参、瓜蒌各 18g，炙枇杷叶 24g。

【方剂来源】经验方。

【经典案例】男，42 岁。初诊日期：1974 年 12 月 24 日。

主诉：咳嗽 2 月。

现病史：近 3 年来，每年咳 3 ～ 4 个月。此次咳嗽近 2 个月。现症见：咳嗽，痰白黏且咯吐不利、量少，吸气困难，口鼻咽干，饮食喜冷，四心发热，二便尚可，一般状况尚好。舌质偏红，苔淡黄白，脉弦细。胸片无异常。

辨证：咳嗽——肺肾阴虚。

西医诊断：慢性支气管炎。

治法：补肺肾阴，养血通络，润燥止咳。

方药：用本方 2 剂。

12 月 26 日二诊：症状稍减。照上方，炙枇杷叶改为 30g，瓜蒌改为 30g，麦冬、沙参均改为 25g。4 剂。

12 月 29 日三诊：上方服 4 剂，咳嗽与痰多好转 60%，吸气难基本消失，其他症状消失，舌脉平。

1976 年 7 月 13 日随访，自觉慢性支气管炎好转 50% 以上。

辨治思路：在慢性支气管炎患者的辨证中，究竟有没有肺肾阴虚干咳证（或称肺燥证）是有争论的。多年的研究结果表明，确有此证存在，但患者数量较少，而且此证相当难治。

总结分析：方中麦冬、沙参、生地黄滋肺肾阴为君；炙枇杷叶、马兜铃、瓜蒌润肺止咳为臣；桃仁、红花活血化瘀为佐使。马兜铃有毒，现代多不用，凡有毒性的中药（含重金属类药），使用时要严格掌握适应证及禁忌证。在遵守炮制法、煎服法以及用量和注意事项的情况下，可以适当使用一些含有毒性的药材。我们不能因噎废食、自缚手足。

4. 脾虚痰湿咳嗽特效方——健脾祛痰方

【方剂组成】炒白术、茯苓各18g，党参24g，炙苍术、川芎、法半夏各12g，红花、白芥子各15g，炒莱菔子15g。

【方剂来源】经验方。

【经典案例】男，48岁。初诊日期：1972年12月21日。

主诉：咳嗽20余年，加重3月。

现病史：咳嗽20多年，症状冬天重，夏天轻。3个多月前不慎受凉感冒后病情加重。胃溃疡病史4年，慢性咽炎病史4年。现症：咳嗽，咯痰，痰白质稠，每日痰量300mg，气喘，胸憋，口干且苦，纳食不佳，大便稀溏，四肢乏力。舌质红，形胖，苔白，脉沉细弱。查体：肺部可闻少量干啰音。胸片：两肺纹理增重。血常规：白细胞总数 17.8×10^9/L，中性粒细胞 87%。

辨证：咳嗽——脾虚痰湿。

西医诊断：慢性支气管炎。

治疗：健脾燥湿，运通血络，祛湿除痰。

方药：用本方 4 剂。

12 月 24 日二诊：主症减轻 20% ~ 30%。

1973 年 1 月 2 日三诊：服一诊方 8 剂，咳与痰减 40% ~ 50%。

1976 年 7 月 5 日随访，除一般状况有明显的改善外，感冒次数明显减少且程度明显减轻，慢性支气管炎症状好转 90% 以上。

辨治思路：慢性支气管炎患者，易并发胃溃疡及慢性咽炎，因慢性支气管炎发病与肺、脾、肾密切相关，肺金（子）有病，常累及脾土（母），况胃与肺、喉与咽毗邻，城门起火，殃及池鱼！

总结分析：方中炒白术、炙苍术健脾化湿为君；党参、茯苓补中渗湿为臣；法半夏、白芥子、炒莱菔子祛痰导滞为佐；川芎、红花活血化瘀为使。诸药合用，药到病除。

5. 风热咳嗽特效方——清咽汤

【方剂组成】木蝴蝶 30g，菊花（后下）20g，枸杞子 30g，炒杜仲 20g，青果 15g，砂仁（后下）9g，炙甘草 6g，桔梗 9g。

【方剂来源】经验方。

【临床案例】女，50 岁。初诊日期：1993 年 11 月 28 日。

主诉：咳嗽、咯痰 7 天。

现病史：7 天前出现咳嗽、咯痰。现咳嗽、咯痰，痰中带血，咽痛，咽干，颈两侧淋巴结肿痛，心慌，视力模糊，足跟痛，纳食欠佳。舌红，苔薄黄，脉浮数。

辨证：咳嗽——风热上扰，肺失清肃。

治法：疏风清热，宣肺止咳化痰。

方药：桑叶 9g，菊花（后下）15g，炙冬花 60g，炙紫菀 60g，炙远志 15g，猫爪草 20g，夏枯草 20g，青果 12g，炒鸡内金 20g，炙甘草 6g，桑寄生 30g。4 剂。

12 月 5 日二诊：感冒症状消失，咽部仍觉不适，眼睛干涩，视物模糊，足跟痛。用清咽汤治疗，4 剂愈。

辨治思路：本案之咳嗽乃风热上扰所致，风热犯肺，肺失清肃而咳嗽；肺热伤津，故咽喉干燥；津凝成痰，故咯痰；肺失清润，燥伤肺络，肺络受损，故痰中带血；痰、气、瘀蕴结，故两侧淋巴结肿大；足跟痛乃肾虚所致。

　　总结分析：本案予桑叶、菊花辛凉解表清肺热；大剂量炙冬花、炙紫菀温肺止咳化痰；青果利咽生津；夏枯草、猫爪草消痈散结消肿；炙远志归心、肺、肾经，安神益智，同时还可开宣肺气、利咽止咳；桑寄生补肝肾、强筋骨；炒鸡内金消食健脾。二诊中，患者感冒已愈，仍肝肾不足，肺热伤津，予枸杞子、菊花益肝明目，炒杜仲补肾壮筋骨，木蝴蝶、青果清肺利咽生津，砂仁温中行气护胃，桔梗载药上行，炙甘草调和诸药。

6. 中气不足、痰热壅肺咳嗽特效方——补中益气汤加减合经验方

　　【方剂组成】炙黄芪6g，炒白术3g，陈皮3g，升麻3g，柴胡3g，党参3g，炙甘草1.5g，当归3g，川贝母6g，桑白皮6g，金银花（后下）6g，杏仁3g，钩藤（后下）6g，焦三仙各3g。

　　【方剂来源】《脾胃论》、经验方。

　　【临床案例】女，8个月。初诊日期：1976年3月17日。

主诉：喘咳反复发作 5 月余，加重 7 日。

现病史：喘咳反复发作 5 月余，就诊于多个医院，诊断为"支气管肺炎"。几经治疗，仍时轻时重。3 月 10 日感冒后，咳喘加重，伴有低热，呕吐，吮乳差，睡眠不好，二便正常。曾服中药 6 剂及静滴红霉素、卡那霉素等，效果不明显。现症见：面红青黄，两目无神，白睛发青，指纹紫隐至气关。舌质淡红，少苔。查体：呼吸急促，神清，发育正常，营养欠佳，轻度鼻翼扇动，心音稍快，两肺呼吸音粗糙，右肺哮鸣音（+），右肺底水泡音（+），左肺干啰音（++），胸片：两肺纹理粗糙。血常规：白细胞总数 12.6×10^9/L，中性粒细胞 68%，淋巴细胞 32%。

辨证：咳嗽——中气不足、痰热壅肺。

西医诊断：支气管肺炎。

治法：补中益气，清化痰热。

方药：用本方 2 剂。

3 月 18 日二诊：喘咳减轻，已不发热，鼻流清涕，吮乳较前进步，呕吐消失，面色较前润泽，目有神。查体：患儿一般情况尚好，无鼻翼扇动，肺呼吸音粗糙，右肺干啰音（+），右肺底水泡音（+），左肺干啰音（+）。血常规：白细胞总数 13×10^9/L，中性粒细胞 28%，淋巴细胞 72%。守上方 2 剂。

3月22日三诊：喘咳减轻，昨日吐黏痰 2 口，鼻流清涕较多，眵多黏稠。肺部听诊：两肺呼吸音粗糙，右肺干啰音（＋），右肺底水泡音（＋）。新拟方：连翘 6g，黄芩 6g，瓜蒌 6g，炙冬花 9g，炙紫菀 6g，炙麻黄 3g，贯众 3g，旋覆花（布包）3g，金银花（后下）6g，炙枇杷叶 6g。1 剂。

3月24日四诊：眵多、流清涕消失，但咳嗽明显，恶心呕吐。予一诊方去川贝母，加炙冬花 6g。2 剂。

6月7日随访：上次药后，完全康复。

辨治思路：小儿脏腑娇嫩，形气未充，久病致虚，故中气不足为发病根本；肺为娇脏，易受外邪侵袭，本案受外感之邪，久而化热，故以痰热蕴肺为标。以补中益气汤加清化痰热之品，标本兼治，收效甚好。

总结分析：本案在三诊时，见眵多黏稠，误以为正气已复，热邪未祛，予清热宣肺方，仅服 1 剂，热证即消，但咳嗽次数明显增多，且恶心呕吐，是肺胃虚寒之象，立即换回一诊方服 2 剂，愈。治病时应遵循证候规律，中病即止。

（四）悬饮特效方

心血瘀阻、水泛心包悬饮经典方——葶苈大枣泻肺汤加味

【方剂组成】汉防己20g，葶苈子（布包）20g，沙参12g，麦冬15g，丹参30g，桂枝9g，茯苓皮30g，生姜皮30g，五味子10g，火麻仁30g，大枣6枚。

【方剂来源】《金匮要略》。

【经典案例】女，41岁。初诊日期：1993年7月21日。

主诉：心包积液2月。

现病史：2月前体检发现心包积液。昨天复查胸片，仍有心包积液。现背困，饮食可，口干，大便干，每天1行，小便可。舌质暗红、有瘀点，苔白，脉左寸浮。

辨证：悬饮——心血瘀阻、水泛心包。

治法：活血化瘀，清心利水。

方药：用本方 4 剂。

7 月 25 日二诊：背困减 20% ~ 30%，口干减轻，大便不干，脱发。7 月 21 日方加葶苈子（布包）10g、沙参 3g、汉防己 10g、赤芍 15g、制何首乌 30g，去丹参，继服 3 剂。

7 月 28 日三诊：胸憋明显，嗳气、背困好转，大便正常，纳食不佳。7 月 25 日方加瓜蒌 20g、红花 12g、炒鸡内金 15g，继服 3 剂。

8 月 1 日四诊：心包积液、胸憋减 50%，嗳气少 50%，背困减轻 30%，饮食好，二便好，强的松从 3 片 / 日改为 2 片 / 日，7 月 28 日方加旋覆花（布包）12g，去汉防己，继服 3 剂。

8 月 4 日五诊：胸憋减轻 70% ~ 80%，嗳气减少 70% ~ 80%，背困减轻 50%，饮食、睡眠、二便均好，精神好。8 月 1 日方加炒水蛭（研面冲）6g，继服 3 剂。

8 月 8 日六诊：症已减轻，从今天起强的松服 1.5 片 / 天，照 8 月 4 日方继服 3 剂。

辨治思路：悬饮之治疗方法，《金匮要略》中早有记载，十枣汤、葶苈大枣泻肺汤皆为治悬饮良方，继承古人良方，就能从中学习古人治病用药经验，益处颇多。

总结分析：据上述舌脉可知，本案患者之心包积液为心脉瘀阻所致，且积液时日久，故以葶苈大枣泻肺汤治之。方中有活血化瘀之药，活血祛瘀使心脉复通，病当自去，故知古人用方之神。古方为中医药之瑰宝，蒋老认为在临床中当善用古方治今病，为医者切不可遗失有特效的古方，在苦求今方的同时，也应继承古方。

（五）喘咳特效方

1. 肾虚喘咳特效方——补肾定喘方

【方剂组成】熟地黄18g，炙黄芪、山药各30g，五味子、葶苈子（布包）、代赭石（先煎）、丝瓜络、炒地龙各12g，补骨脂、露蜂房各12g，炙麻黄9g。

【方剂来源】经验方。

【经典案例】女，34岁。初诊日期：1972年11月14日。

主诉：咳喘3年。

现病史：咳喘 3 年，先咳后喘，冬春季发作重。1971 年 12 月查胸片示：中度肺气肿改变，经中药辨证施治后，临床症状减轻，复查胸片，肺气肿逆转为轻度，近又因感冒引致病作。现症见：吸气困难，咳嗽，痰稀白，每日量 100ml，口不干苦，二便正常，腰膝酸软。舌苔薄白，脉沉细尺弱。查体：双肺可闻及少量哮鸣音及干啰音，肺气肿征（+）。胸片：轻度肺气肿。血常规：血红蛋白 130g/L，白细胞总数 7.2×10^9/L，红细胞数 4.6×10^{12}/L，中性粒细胞 79%。心电图无异常。

辨证：喘证——肾气虚。

西医诊断：慢性支气管炎。

治法：补肾纳气，降气通络，化痰定喘。

方药：用本方 6 剂。

11 月 9 日二诊：病情好转，肺部听诊（-），照上方 14 剂。

12 月 2 日三诊：症舌脉平平，病情平稳，改上方汤剂为蜜丸剂 1 料，以巩固疗效。1973 年 9 月 14 日查胸片示：肺气肿消失，1976 年 6 月 23 日及 1977 年 4 月 29 日两次复查胸片均显示正常。

辨治思路：喘证是因久患肺系疾病或受他脏病变影响，

致肺气上逆，肃降无权，以气短喘促、呼吸困难，甚则张口抬肩、不能平卧、唇甲青紫为特征的病证。肺病者，喘咳逆气；肾病者，喘咳身重。肺肾为子母之脏，肺主出气，肾主纳气也。

总结分析：本方治疗肾气虚之喘证的疗效非常好。方中熟地黄补肾、山药补脾、炙黄芪补肺为君；补骨脂、五味子纳气归肾为臣；代赭石重镇降逆，葶苈子泻肺平喘，炒地龙、炙麻黄定喘为佐；丝瓜络、露蜂房活血通络、通窍为使。医者要熟悉理法，练就方中有药、药中有方的上乘功夫，才会有好的疗效。

2. 肺肾阴虚咳喘特效方——扶正培本汤

【方剂组成】炙黄芪15～30g，熟地黄、党参、五味子、补骨脂各9～15g，法半夏、茯苓、炙冬花、炙紫菀各9～30g，苏子、陈皮、麦冬、白芍各3～9g，炒山药、丹参各15g，紫河车（研粉装胶囊另吞）0.9g。

【方剂来源】经验方。

【经典案例】男，39岁。初诊日期：1972年12月5日。

主诉：气短20年，咳嗽15年。

现病史：气短 20 年，咳嗽 15 年，每年冬季连续咳 4～5 个月，服养阴润肺中药可缓解咳嗽，服温热性药物会使病情加重。现症：咳嗽，咯痰，痰为白沫，每天痰量 150～250ml，咯吐不利，气短，吸气困难，嗓子发干，纳食尚可，身体困乏，小便每晚 3 次，大便正常。舌质红，少苔，脉弦细。查体：两肺可闻及中等量的干啰音。血常规：血红蛋白 154g/L，白细胞总数 10.5×10^9/L，中性粒细胞 90%。胸片、心电图无异常。

辨证：咳喘——肺肾阴虚。

西医诊断：慢性支气管炎。

治法：先补肺肾阴、养血通络、润肺止咳，后补肾纳气、降气通络、化痰定喘。

方药：先服养阴止咳方（麦冬、马兜铃各 12g，生地黄、桃仁、红花各 15g，沙参、瓜蒌各 18g，炙枇杷叶 24g），后服扶正培本汤，最后以扶正培本丸巩固疗效。扶正培本丸制作及服药方法：本方共研细末，过细筛，炼蜜为丸，每丸重 9g，每天早、中、晚各服 1 丸，温开水送服。

12 月 26 日二诊：服养阴止咳方 22 剂，咳与痰均消失，舌脉改善，肺部听诊（-），唯余吸气困难，查血常规：血红蛋白 142g/L，白细胞总数 8.6×10^9/L，中性粒细胞 72%。改用扶正固本汤。

1973 年 1 月 19 日三诊：服扶正培本汤 24 剂，改用扶正培本丸 8 桶（每桶 25 丸，3 丸 / 天）。

3 月 27 日四诊：服扶正培本丸 8 桶，症舌脉平平，疗效极好，至 1976 年随访时，一般状况均好，慢性支气管炎未见复发。

辨治思路：本案病证既有阴虚肺燥的一面，又有阳虚生寒的一面，说明临床中疾病证候是十分复杂的。我们医务工作者，在辨证论治时要仔细认真，切不可粗枝大叶，致变生坏病、贻误病机，若如此，为医之罪也！

总结分析：扶正培本汤（丸）：取炙黄芪、炒山药、党参、熟地黄、紫河车补肺脾肾为君；补骨脂、五味子、苏子纳气定喘为臣；法半夏、陈皮、茯苓渗湿化痰，炙冬花、炙紫菀、麦冬润肺止咳共为佐；丹参、白芍活血化瘀兼敛阴为使。

在慢性支气管炎这类顽难杂症的治疗中，辨证论治、扶正培本、坚持治疗、巩固疗效是十分必要的，也是行之有效的。俗话说："冰冻三尺，非一日之寒"，慢性支气管炎非一朝一夕而成，乃年深月久所致，只有从上述四方面综合调理，才能使久病康复。

（六）哮喘特效方

1. 痰热急哮特效方——清泻定喘汤

【方剂组成】生石膏（先煎）30g，葶苈子（布包）30g，石韦30g，地龙30g，炙麻黄30g，大黄（后下）15g，杏仁12g，山药9g。

【方剂来源】经验方。

【经典案例】女，23岁。初诊日期：1972年6月20日。

主诉：间断咳喘半年。

现病史：间断咳喘半年，发作时气喘不能平卧，咳嗽频作，影响睡眠，痰色黄白，咯吐不利，每日量为20～30ml，口干口苦，嗳气，面赤易汗出，鼻孔发干，尿黄，大便黄且干秘。舌质偏红，苔淡黄白糙，脉沉细滑数。查体：呼吸急促，重度呼气困难，唇甲紫绀。肺部听诊：满肺可闻及湿啰音和哮鸣音，肺气肿征（＋）。查血常规：白细胞偏高。胸片：双肺轻度肺气肿。

辨证：哮病——痰热急哮。

西医诊断：支气管哮喘。

治法：清泻痰热，定喘宁嗽。

方药：用本方4剂。

6月24日二诊：气喘减轻70%，咳与痰亦减轻，哮鸣音不明显，症舌脉明显改善。予上方改半量，大黄不后下。16剂。

7月9日三诊：上方服16剂，现舌脉平平。两肺听诊（－）。肺气肿征（±）。复查血常规：白细胞数无异常。胸片：基本正常。

辨治思路：痰热急哮，来势汹汹，审其脉证属实属热，又因其年轻体壮，病期不久，故投予清肺泻热之重剂，药证相得，效如桴鼓。

总结分析：方中生石膏清肃肺胃为君；地龙、石韦平喘利湿，山药健脾扶正为臣；葶苈子泻肺平喘，杏仁利肺止咳为佐；大黄通脐为使。肺与大肠相表里，肺之痰热壅滞实证，得大黄将军之威一扫殆尽，诸症悉平，但施以体壮证实者为宜，中病即止，不宜久服。

2. 寒饮急哮特效方——蠲饮平喘汤

【方剂组成】炙麻黄 20g，胆南星 20g，苏子 30g，白果 20g，鹅管石 15g，代赭石（先煎）20g，炒地龙 20g，葶苈子（布包）20g，炒山药 15g，制附子（先煎）12g，茯苓 12g。

【方剂来源】经验方。

【经典案例】男，38 岁。初诊日期：1972 年 12 月 10 日。

主诉：哮喘 10 年。

现病史：患支气管哮喘 10 年，曾口服中西药物，用埋线、割治等疗法治疗无效，遂来我院求诊。以前病情夏天重，现哮喘常年发作。现症：气喘倚息，不能平卧，咳嗽尚轻，痰白且咯吐不利，胸憋腹胀，口不干苦，不欲饮水。神倦纳差，便多而溏，尿清且长。舌质红，苔白，脉沉细。查体：呼吸困难，肺气肿征（＋）。肺部听诊：双肺哮鸣音显著。胸片：两肺轻度气肿。

辨证：哮病——寒饮急哮。

西医诊断：支气管哮喘。

治法：蠲饮平喘，降气化痰。

方药：用本方2剂。

12月12日二诊：气喘减轻，咳与痰消失，照上方服6剂，诸症平复。守方继服。

12月23日三诊：上方服至12剂，症舌脉均正常。查体除轻度肺气肿征外，余无阳性发现。

7个月后随访，正常无恙。

辨治思路：临床中寒饮哮多于痰热哮。哮喘的发作期与缓解期要分开治疗。急性期治疗须分虚实，虚者补之，虚实夹杂者攻补兼施；实者宜泻，要分寒饮、痰热、外邪等证论治。缓解期要培补脾肾，要根据病情有所侧重，或侧重于脾，或侧重于肾，临床常多侧重于肾。

总结分析：方中鹅管石化痰、葶苈子蠲饮为君；炙麻黄、炒地龙定喘，胆南星除痰，苏子、代赭石降气为臣；炒山药、茯苓健脾、附子温阳、白果敛肺为佐使。如此一来，饮蠲痰化、气降痰顺，诸症自然平复。

3. 脾肾气虚喘证特效方——补肾定喘汤

【方剂组成】炙黄芪30g，熟地黄30g，炒山药30g，五味子20g，补骨脂30g，代赭石（先煎）30g，露蜂房

20g，丝瓜络 20g，炒地龙 20g，葶苈子（布包）20g，炙麻黄 9g，炙紫菀 30g，炙冬花 30g。

【方剂来源】经验方。

【经典案例】女，39 岁。初诊日期：1973 年 10 月 2 日。

主诉：哮喘反复发作 18 年。

现病史：患哮喘 18 年。初发病时先喘后咳，曾于多院治疗，确诊为"支气管哮喘"。日常口服醋酸可的松片、氨茶碱片、麻黄素片以稳定病情。哮喘发作时，需用盐酸异丙肾上腺素气雾剂吸入治疗。1959 年住院查胸片示：肺纹理增重。1 个月前，经多位医生会诊，建议停用激素，停药半月即病发。现症见：哮喘大作，整天但坐不得卧，吸少呼多，吸气困难，活动后加重，下午晚上尤甚，咳嗽尚轻，痰黏稠，口干不苦，不思饮食，小便淡黄，大便偏干，每晚夜尿 3 ~ 4 次，且量有大半痰盂之多，腰酸且痛，全身无力，精神萎靡，自感五心发热，面色黧黑暗黄不泽。舌质红，苔白，脉细数无力。查体：痛苦面容，端坐呼吸，唇绀甲紫，肺气肿征（+）。肺部听诊：满肺哮鸣音。胸片：两肺轻度肺气肿。

辨证：喘证——脾肾气虚。

西医诊断：支气管哮喘。

治法：补肾纳气，健脾定喘，化痰通络。

方药：用本方10剂。

10月11日二诊：气喘减轻。照上方服8剂。

此后三诊至六诊，每诊8剂，计32剂（至11月11日）诸症舌脉平复，查体基本正常，胸片示轻微肺气肿，激素戒除，每天仅服氨茶碱片4片，能正常上班。追访半年多，疗效佳，未再患病。

辨治思路：肺主呼气，肾主纳气，哮喘日久，必及肾伤脾。

总结分析：方中取重剂熟地黄、炒山药、炙黄芪、补骨脂、五味子补肺健脾纳肾为君；代赭石、炙麻黄、炒地龙镇逆定喘为臣；葶苈子泻胸水，炙冬花、炙紫菀温肺为佐；丝瓜络、露蜂房通肺络、化肺瘀、开肺窍、抗过敏为使。诸药和合，共起扶正培本、祛邪匡复之良效。

4. 肺肾两虚、寒痰阻肺喘证特效方——补肾定喘汤

【方剂组成】炙黄芪15g，熟地黄12g，炒山药10g，补骨脂12g，五味子9g，炙冬花30g，炙紫菀30g，露蜂房

12g，代赭石（先煎）20g，葶苈子（布包）15g，炒地龙15g，丝瓜络12g，炙麻黄15g，炒黄芩10g。

【方剂来源】经验方。

【经典案例】女，64岁。初诊日期：1992年6月7日。

主诉：咳嗽、气喘6月。

现病史：咳嗽、气喘6个月。现气喘不得平卧，动则喘甚，咯白黏痰，伴口干，夜尿频，3～4次/晚，大便干，日行1次，纳眠尚可。舌质淡，苔白，脉沉。

辨证：喘证——肺肾两虚、寒痰阻肺。

治法：补益肺肾，温肺化痰。

方药：用本方3剂。

6月10日二诊：气喘较前减轻，咯痰减少，痰不黏，口不干苦，夜尿3～4次/晚，大便正常。6月7日方加炙冬花30g，炙黄芪15g，补骨脂3g，党参15g，代赭石（先煎）5g。4剂。

6月14日三诊：患者诉气喘减轻10%，咳减轻30%，痰少50%。照6月10日方，继服3剂。同时用蛤蚧1对、红参21g，研细面，分14次冲服，日2次。

辨治思路：喘不仅是肺系疾病的主要证候之一，而且涉及多种急慢性疾病。其发病机理主要在肺和肾，肺为气之主，司呼吸，肾为气之根，与肺同司气之呼吸。《景岳全书》把喘证归纳为虚实两大类，将"虚实"作为辨证纲领，但喘证皆为气机升降出入失常所致。

总结分析：本案乃寒痰阻肺，喘促日久，病及肺肾，以致虚实夹杂。纵观全部诊疗过程，三诊皆以熟地黄、炒山药、补骨脂、五味子、炙黄芪、党参补益肺肾，滋阴纳气平喘。如此，则"正气存内，邪不可干"，同时随证加以温肺化痰之品，祛寒湿之邪，少佐黄芩清热，防止寒痰郁久化热，丝瓜络理气通络，标本同治，效果明显，最后，予参蛤散纳气平喘，研末冲服，调摄数日即愈。

（七）肺痨特效方

1. 阴血亏虚肺痨经典方——秦艽鳖甲散加减

【方剂组成】秦艽 10g，炙鳖甲（先煎）10g，地骨

皮 30g，当归 9g，青蒿 9g，银柴胡 10g，知母 10g，乌梅
10g，蒲公英 30g，炙百部 30g。

【方剂来源】《卫生宝鉴》。

【经典案例】女，39 岁。初诊日期：1980 年 3 月 3 日。
主诉：寒热交错 8 天。

现病史：患者 8 天前生气后出现寒热交错，体温最高
38℃，某卫生所按感冒治疗，予以口服中药、吗啉胍片、
四环素片，注射安痛定、庆大霉素等治疗均无效。曾患右
肺结核，服抗结核药治疗至今，曾用乙胺丁醇片，4 片 /
天，抗痨息片，4 片 / 天，肺得治片，18 片 / 天，异烟肼
片，6 片 / 天。现症：整天发热，早上轻，下午重，怕冷，
手心发热，四肢凉，咳轻，痰少，纳食不好，口干不苦，
二便正常，无盗汗。舌质红，苔薄黄，脉弦细数。查血常
规：白细胞总数 11×10^9/L，中性粒细胞 80%，淋巴细胞
14%，血沉 4mm/h。胸片：右上肺浸润型肺结核。胸透：
右上肺纤维增殖性肺结核。

辨证：肺痨——阴血亏虚。

西医诊断：右上肺纤维增殖性肺结核。

治法：滋阴养血，清热除蒸。

方药：用本方2剂。

3月6日二诊：服第1剂后即热退，体温最高37℃，身觉发抖，腿软，纳食好，精神稍好，口干苦，思饮水，二便正常，四肢发凉，手心有汗，咳少痰少。舌质红，苔薄黄，脉弦细数。复查血常规：白细胞总数6×10^9/L，中性粒细胞66%，淋巴细胞34%，血沉3mm/h。予百合固金汤加味：生地黄9g，熟地黄9g，玄参15g，浙贝母10g，炙甘草6g，桔梗9g，麦冬10g，白芍9g，当归9g，百合30g，地骨皮20g。3剂。

3月11日三诊：精神转好，四肢凉减轻，体温不高，但背部发热，口不干，腿软，自汗，无盗汗。舌质红，苔薄黄，脉弦细。照上方加黄芪6g、炒鸡内金10g。3剂。

3月20日四诊：上方服3剂，诸症控制，自觉胸憋盗汗，体温36.5℃，照上方加瓜蒌10g、黄芪4g、枸杞子10g。3剂。

4月30日五诊：服上方3剂，至今未再发热，症舌脉平复，仍用百合固金汤巩固疗效。60剂，隔日1剂。

4个月后复查胸片，右肺结核已硬结钙化，未再发病。

辨治思路：肺结核因操劳过度，烟酒过多，房事不节，嗜食辛辣等引起。同时，预防粗疏，易致家人互相传染。中医需根据具体病情准确辨证，才会有事半功倍之效。

总结分析：本案根据寒热交错的主症，首选秦艽鳖甲散，一以滋阴养血，一以清热除蒸，服1剂寒热得伏。后用百合固金汤（《医方集解》引赵蕺庵方）以养阴清热化痰，服9剂，舌脉症皆平。出院时，嘱服百合固金汤60剂，隔日1剂，以巩固疗效，防止复发。可见，有名古方，屡试屡验，名不虚传。

2. 肺肾阴虚肺痨经典方——百合固金汤加减

【方剂组成】百合30g，生地黄、熟地黄各20g，玄参30g，浙贝母30g，炙甘草6g，桔梗10g，麦冬10g，炒白芍6g，当归9g，炙百部30g，大腹皮12g，鱼腥草20g，炒鸡内金12g，白及30g。

【方剂来源】《慎斋遗书》。

【经典案例】女，39岁。初诊日期：1993年6月20日。

主诉：肺结核5年。

现病史：5年前患肺结核。现症见：咳嗽，咯痰，痰黄质黏，低热，无盗汗，纳差，大便或干。舌质红，苔薄黄，脉细数。

辨证：肺痨——肺肾阴虚。

治法：滋阴降火。

方药：用本方2剂。

随访，患者经上述治疗后症状均消失。

辨治思路：肺结核属于祖国医学"肺痨"的范畴，肺痨是具有传染性的慢性虚弱性疾患，以咳嗽、咳血、潮热、盗汗及身体逐渐消瘦为主要临床特征。病轻者，不一定诸症悉具，重者则每多兼见。肺痨致病因素，不外内外两端，外因系痨虫传染，内因系正气虚弱，两者往往互为因果。本病的病位主要在于肺，与脾肾二脏关系最为密切，同时可涉及心肝。本病的病理性质主要在于阴虚，日久可导致气阴两虚，甚则阴损及阳。肺喜润而恶燥，痨虫犯肺，侵蚀肺叶，肺体受病，阴分先伤，故见肺阴亏耗之候；脾为肺之母，肺虚子盗母气则脾亦虚，故见大便稀薄；肾为肺之子，肺虚肾失滋生之源，肾虚相火灼金，伤耗母气，故肺肾两虚；肺肾阴伤，水亏火旺，燥热内灼，络损血溢。临床治疗上多以秦艽鳖甲散清热除蒸，以百合固金汤养阴清热化痰，辨证精确都能收效。

　　总结分析：百合固金汤现代常用于治疗肺结核、慢性支气管炎、支气管扩张性咳血、慢性咽喉炎等肺系疾病属肺肾阴虚、虚火上炎者。汪昂《医方集解》这样描述本方："此手太阴、足少阴药也。金不生水，火炎水干，故以生地黄、熟地黄助肾滋水退热为君；百合保肺安神；麦冬清热润燥；玄参助生地黄、熟地黄以生水；贝母散肺郁而除痰；归、芍养血兼以平肝；甘、桔清金，成功上部。皆以甘寒培元清本，不欲以苦寒伤生发之气也。"余药为随证加减，鱼腥草为治疗肺痈吐脓血之要药，白及收敛止血，百合养阴润肺，大腹皮、炒鸡内金健脾理气和胃。

○中医诊断入门
○中医辨证方法
○中医养生课程
○中医方剂汇总

微信扫码

（八）胸膜痨特效方

痰水痹胸、气滞血瘀胸膜痨经典方——葶苈大枣泻肺汤加味

【方剂组成】葶苈子（布包）12g，醋制芫花 4.5g，煨甘遂 4.5g，芦根 12g，炙百部 21g，大枣 4 枚。

【方剂来源】《金匮要略》。

【经典案例】女，35 岁。初诊日期：1977 年 8 月 12 日。

主诉：发热、胸痛 3 月。

现病史：5 月中旬出现下午发热（38℃），右胸痛，伴腹胀，乏力，体重下降，7 月于某医院查血沉，结果为 40mm/ 第 1h、60mm/ 第 2h、90mm/ 第 3h，诊为"结核病"，用抗结核药物治疗（口服异烟肼片 20 天，注射链霉素半个月），效果不佳。今日就诊于我院并拍胸片检查，诊为"结核性胸膜炎，右胸腔积液"。超声检查示：肝稍大，肝波

明显增多，肝功能尚正常。现症：发热，下午明显，胸憋且痛，气短，咳嗽，痰黑量少，脘腹作胀，纳呆，二便正常，疲倦乏力，消瘦，腰痛且憋。舌质红，苔薄白，脉虚弦。

辨证：胸膜痨——痰水痹胸、气滞血瘀。

西医诊断：结核性胸膜炎，胸腔积液。

治法：攻逐痰水，理气活血。

方药：用本方2剂。

8月18日二诊：药后大便次数增多，每天13～14次，恶心，心烦，口舌生疮，精神不佳，咳嗽稍减，8月17日体温36.4℃，睡眠欠佳，余同前。脉虚弦而数。照上方加炙黄芪20g，姜半夏9g。

8月20日三诊：服上方2剂，咳嗽减60%，痰量同前，气短减60%，胸憋痛减50%，纳食欠佳，恶心，腹痛，大便每天3～4次，腰困，两胁痛，未再发热。舌质红，苔薄白，脉沉略数。药随证变，拟葶苈大枣泻肺汤加味：葶苈子（布包）12g，炙黄芪15g，炙百部30g，炙冬花30g，炙紫菀15g，百合30g，地骨皮12g，枳壳4.5g，生牡蛎（先煎）15g，丝瓜络12g，川续断15g，大枣4枚。

12月5日四诊：间断服上药20剂，临床症状明显减轻。胸片示：左侧肋膈角粘连，未见积液，其他未见异常。再拟方：炙黄芪 9g，百合 15g，炙百部 30g，炙冬花 30g，炙紫菀 15g，橘络枇杷 12g，桔梗 9g，紫花地丁 15g，柴胡 9g，丹参 15g，当归尾 9g，合欢花 12g，炒鸡内金 9g。

1978 年 3 月 17 日五诊：上方服 15 剂，病情基本控制，舌脉平复。照上方继服 10～15 剂。

随访情况：1978 年 6 月 13 日，复查胸片：左后下肋膈角粘连。1979 年 1 月 20 日胸片：右侧陈旧性胸膜炎、胸膜肥厚粘连；3 月 17 日胸片：右侧胸膜肥厚粘连，为陈旧性胸膜炎所致，其他未见异常。1980 年 2 月 5 日随访，病愈近 2 年。

辨治思路：蛔虫袭入胸膜，引起胸膜旁胸水，出现咳嗽、胸痛、胸闷、气短、乏力、食少、消瘦、发热、腰痛等症状。曾重新结核西药治疗 15～20 天，但效果不理想，转中医治疗，蒋老接诊后，遵"急则治其标"之旨，予以攻逐痰水，理气活血，祛邪即扶正也。

总结分析：一诊，方用葶苈大枣泻肺汤合十枣汤加减。方中甘遂（煨）善攻逐水湿，芫花（醋制）善消胸胁伏饮痰癖，大戟善泄脏腑水湿，恐其下之太过而不用，遂用葶苈子攻邪逐水；炙百部润肺止咳杀痨虫，大枣缓药护胃，芦根和胃止呕。药后大便日泻14次之多，未再发热，但恶心、心烦、精神不佳，故于上方中加炙黄芪、姜半夏益气止呕。三诊时，咳嗽、气短、胸憋痛减50%～60%，据《素问·五常政大论篇》云："大毒治病，十去其六……无盛盛，无虚虚，而遗人夭殃"的训诫，故及时换方，去遂、芫峻猛大毒之药，加川续断益气强腰扶正、地骨皮清虚热、枳壳理气宽胸、生牡蛎软坚散结、丝瓜络活血通络。连进20剂，症状进一步改善，换新方，为加强活血之效，入丹参、当归尾、合欢花；清残余邪热加紫花地丁、柴胡；化痰热加瓜蒌皮、桔梗；助消化添炒鸡内金。服上方15剂后，病情已得到控制，仍服上方善后。随访获痊愈。可见治病，当辨证施治，当峻猛时就峻猛霸道，宜平和调理就平和王道，但大毒治病，严遵《经》旨，不可造次。

（九）咳血特效方

热邪犯肺、灼伤血络咳血特效方——三黄饮加味

【方剂组成】大黄（后下）9g，黄连 10g，黄芩 10g，甘草 6g，白及 30g，炒鸡内金 10g，白茅根 30g，川贝母（研细面冲）10g。

【方剂来源】经验方。

【经典案例】男，19 岁。初诊日期：1993 年 5 月 16 日。

主诉：咳血 3 年。

现病史：每年 4～5 月咳血，4 月 20 日咳 5 口血，现在平均每日咳 2～3 口，口干不苦，饮食不佳，大便偏干，日 1 行，小便黄，胸痛。舌质暗红，苔白，脉数。

辨证：咳血——热邪犯肺、灼伤血络。

西医诊断：支气管扩张。

治法：清热润肺，养肺止血。

方药：用本方4剂。

5月23日二诊，未咳血，咳嗽□□好，大便4～5次/日，质稀，5月16日方加炙枇杷□30g，□□□30g，去黄连、黄芩、大黄，继服4剂。

辨治思路：咳血之证皆由肺疾引起□凉致肺络受损而致。此患者□续3年每发4□□用□□□□，致使其肺络失养久矣，咳血之□□□□□□，患者□□□□□，急则□□标，当先清肺热，兼以止血，肺热得□，热□不□肺络，肺络得养，咳血自止也。

总结分析：今众多初学中医者□□□□□□□□□□□见病常不知所措，无从下手，无药可用□□□□源，是中医之理没有学精，辨证□理又有□□的□□□□以作为一个医生，应当把提高自身医术作为自己一生的追□，偷天下之医，都以此为自身的理想，终生治病，勿忘提高医术，就是医之大事。

（十）体虚自汗特效方

心脾两虚自汗经典方——归脾汤加减

【方剂组成】党参 15g，炒白术 12g，茯神 12g，炙甘草 12g，炙黄芪 30g，当归 9g，炒枣仁（捣）30g，炙远志 12g，木香（后下）6g，龙眼肉 30g，生姜 3 片，大枣 2 枚，枸杞子 20g，浮小麦 30g，煅龙骨（先煎）、煅牡蛎（先煎）各 30g，炒鸡内金 12g，麦冬 10g。

【方剂来源】《济生方》。

【经典案例】女，57 岁。初诊日期：1993 年 5 月 23 日。

主诉：汗出 15 天。

现病史：1992 年曾胃出血 15 天，出血量 3 脸盆，于某医院输血 300ml，便黑血。15 天前自觉汗出不止。现乏力，腿软，口干，心慌。舌质淡红，苔白，脉细缓。

辨证：自汗——心脾两虚。

治法：补益心脾，益气固表。

方药：用本方4剂。

5月27日二诊：精神困乏，汗出减25%，心慌减20%，睡眠好转70%~80%，口干减轻，出现口苦，恶心，背困，胸部窜痛，咳嗽。心电图、胸片未见异常。5月23日方浮小麦加至60g，继服4剂。

5月30日三诊：汗出少50%，心慌减50%，睡眠可，饮食好转，恶心、口苦减70%，背困减70%。5月27日方煅龙骨、煅牡蛎均加至60g，浮小麦加至90g，炒鸡内金加至20g，另加焦栀子10g、竹茹15g、白及30g，继服4剂。

6月13日四诊：汗出减少80%，心慌时好，睡眠好，恶心消失，口苦减轻，背困减轻70%，痔血少许。5月30日方加炒槐花15g，继服5剂。

辨治思路：汗出之证古人多有论述，病机大致概括为气虚或阴虚。气虚会出现自汗，而阴虚则会出现盗汗，气阴两虚则自汗盗汗皆现。从症状及脉象看，本案为气虚导致体虚不固而出汗，从脏腑论治，知其心脾两虚，故施以归脾汤以治其本，再兼益气固表之药，综合调理，汗出之症渐好，诸症皆有好转之象。出汗之证，虽无大碍，然不可将其认为是小病。身体正常运行，皆赖津液正常输布，体虚不固，津液大泄，日久势必影响身体正常运行，如《素问·四气调神大论篇》云："是故圣人不治已病治未病……此之谓也。"

总结分析：归脾汤，始载于宋代严用和《济生方》，用治思虑过度、劳伤心脾所致的健忘、怔忡。至元代，危亦林《世医得效方》对本方有所发挥，又增补了治疗脾不统血而妄行之吐血、下血。明代薛立斋《校注妇人良方》所载归脾汤，在原方中又增加了当归、炙远志两味，一直沿用至今。本案之证先后加枸杞子、浮小麦、煅龙骨、煅牡蛎、炒鸡内金、麦冬、焦栀子、炒槐花、竹茹、白及而收功，特别是重用了浮小麦、煅龙骨、煅牡蛎三味药，效果凸显。

（十一）鼻衄特效方

血热妄行、脾气失摄鼻衄经典方——四物汤加减

【方剂组成】生地黄9g，白芍9g，当归9g，白茅根15g，石斛30g，菊花（后下）12g，枸杞子15g，山药30g，生牡蛎（先煎）30g。

【方剂来源】《仙授理伤续断秘方》。

【经典案例】男，15岁。初诊日期：1968年12月5日。

主诉：鼻衄2年。

现病史：2年来经常流鼻血，精神困乏，纳眠尚好，口苦、尿黄，食后右侧腰痛，面色萎黄不泽，眼睑苍白。舌质红、尖有瘀点，苔淡黄白，脉细数。查血常规：血红蛋白88g/L，红细胞数2.9×10^{12}/L，白细胞总数14.7×10^9/L，中性粒细胞78%，淋巴细胞18%，嗜酸性粒细胞2%，单核细胞2%，血小板230×10^9/L。

辨证：鼻衄——血热妄行、脾气失摄。

西医诊断：鼻出血，贫血。

治法：清热凉血，益脾摄血。

方药：用本方2剂。

12月12日二诊：前天下午心下痛，昨晚流鼻血少许，吐痰带少许血丝，小便黄色，大便偏干，脉细数。照上方加黄芪15g，血余炭12g。4剂。

12月21日三诊：上方服4剂，8天前曾流鼻血少许，口苦，呕吐，便干。查血常规：血红蛋白85g/L，红细胞数3.78×10^{12}/L，白细胞总数61.5×10^9/L，中性粒细胞79%，淋巴细胞18%，嗜酸性粒细胞3%，血小板168×10^9/L。照上方加血余炭3g，藕节炭15g，沙参9g，麦冬12g，五味子9g。4剂。

1969年1月6日四诊：上方服4剂，未流鼻血，流清涕，纳眠佳，精神、面色均较前好，心下痛除，口干，尿略黄，大便干。舌质红，苔淡黄薄白，脉数见减。拟方：白茅根15g，石斛30g，生地黄12g，炒白芍9g，菊花（后下）12g，生牡蛎（先煎）30g，当归炭9g，山药30g，枸杞子15g，炙黄芪45g，血余炭15g，藕节炭15g，沙参12g，麦冬 12g。4 剂。

1 月 21 日五诊：未流鼻血，纳眠、二便均正常，精神明显好转，面色转红润，经常口苦，食后右侧腰部困痛。舌质红，苔薄白淡黄，舌尖有瘀点，脉沉细。昨天复查血常规：血红蛋白 114g/L，红细胞数 3×10^{12}/L，白细胞总数 7.2×10^{9}/L，中性粒细胞 69%，淋巴细胞 31%，血小板 125×10^{9}/L。照上方继服 4 剂。

2 月 19 日六诊：病情平稳，照上方加党参 15g。4 剂。

2 月 27 日七诊：症舌脉平平。守上方 4 剂。

1971 年 5 月 1 日随访，患者完全康复，未再患病。

辨治思路：本案辨证为虚实夹杂，既有血热实证，又有脾虚证。

总结分析：本案成功之处，在于恰如其分地掌握虚实之间的比例关系而合理调理。用四物汤，恐川芎燥血动血故而去之，加白茅根、石斛、菊花以增强凉血清热之功，服后即收良效；后加血余炭、藕节炭、当归炭者，红见黑即止，以增强止血作用；加麦冬、五味子、沙参、党参、炙黄芪者，仿生脉饮意，以增强生脉益精摄血之力量；方中用山药健脾以摄血，生牡蛎镇肝阳以涩血。共服 22 剂，血常规中血红蛋白、红细胞数节节上升近正常，白细胞数下降至正常，症舌脉平平。2年多后随访，已如常人，未再出现鼻衄。

（十二）不寐特效方

1. 心阳不足、心血亏虚不寐经典方——养心汤加减

【方剂组成】炙甘草 15g，炙黄芪 30g，党参 15g，茯苓 9g，川芎 6g，当归 15g，柏子仁 15g，五味子 15g，法半夏曲 9g，炙远志 15g，桂枝 12g，炒枣仁（捣）30g。

【方剂来源】《证治准绳》。

【经典案例】女，29岁。初诊日期：1967年11月1日。

主诉：入睡困难1年余。

现病史：入睡困难，心悸，常心里惊怕，口干，大便偏干，腰痛臂困。舌质红，苔白，脉沉细。

辨证：不寐——心阳不足、心血亏虚。

西医诊断：神经衰弱。

治法：温通心阳，补益心血。

方药：本方2剂。

11月3日二诊：诸症均好转。照上方继服8剂。

11月11日三诊：每天能睡8小时，心悸偶有之。照上方继服10剂。

11月21日四诊：每天睡9小时，症舌脉平。上方各药减半量，10剂善后。

8个月后随访，病愈未再患。

辨治思路：本案是心阳不足、心血亏虚之不寐，予以养心汤加减温通心阳、补益心血30剂，治疗后获愈。

总结分析：方中党参、炙黄芪、炙甘草补心气，当归、炒枣仁、柏子仁补心血、安心神，桂枝温通心阳，川芎行气活血，茯苓健脾渗湿，半夏曲和胃消食，五味子收敛气阴，炙远志安神定志。诸药配合，共起振奋心阳、充沛心血之功，药后心阳还，气血足，心身得养，自然心神安宁，而酣然得眠。

2. 胆经湿热、肝郁脾虚不寐经典方——温胆汤、栀子豉汤合甘麦大枣汤化裁

【方剂组成】法半夏9g，陈皮6g，茯苓6g，炙甘草6g，竹茹9g，枳实6g，焦栀子12g，淡豆豉12g，浮小麦30g，大枣5枚，炒枣仁（捣）30g，合欢花9g，醋香附9g，炙黄芪30g，党参12g。

【方剂来源】《千金要方》《伤寒论》《金匮要略》。

【经典案例】女，42岁，保育员。初诊日期：1968年3月21日。

主诉：失眠1月余。

现病史：1月前受精神刺激出现失眠，自服安眠药效果不好。整晚不能入睡，或稍睡即惊醒，乱梦纷纭，头晕耳鸣，心烦心悸，心急气躁，胃纳不好，胸憋吐涎，胁痛手麻，尿黄便干，腰困，经少带黄。舌质红，苔白，脉沉细。血压：130/90mmHg。

辨证：不寐——胆经痰热、肝郁脾虚。

西医诊断：精神官能症，高血压。

治法：清胆和胃，疏肝补脾。

方药：用本方26剂。

4月15日二诊：每天能睡 6 ～ 7 小时，诸症亦明显减轻。照上方各药减半量，20 剂善后。

2 年后随访，服完上药后，一切如常人，未再患病。

辨治思路：本案患者因精神刺激而致失眠，痰热阻于少阳，阳不能入于阴中，营卫循环不畅，故每晚不能入睡，或稍睡即惊醒，乱梦纷纭，烦躁不安。辨得胆有痰热，肝郁脾虚。

总结分析：本案投以温胆汤清胆之痰热，栀子豉汤除心烦懊恼，甘麦大枣汤养心安神、和中缓急治脏躁。举三方之力药宏力专，必能克敌制胜。

3. 肝阴血虚不寐经典方——酸枣仁汤加味

【方剂组成】炒枣仁（捣）30g，知母 9g，川芎 3g，茯苓 9g，炙远志 15g，生龙骨（先煎）、生牡蛎（先煎）各 30g，炙甘草 6g。

【方剂来源】《金匮要略》。

【经典案例】男，33 岁，工人。初诊日期：1968 年 4 月 2 日。

主诉：失眠 1 年余。

现病史：1 年余前出现失眠，每晚只能睡 2 小时，梦多，心悸盗汗，口干且苦，纳差。舌质偏红，少苔，脉弦细迟。

辨证：不寐——肝阴血虚。

西医诊断：神经衰弱。

治法：养血安神，清热除烦。

方药：用本方 2 剂。

4 月 4 日二诊：每晚能睡 8 小时，心悸多梦消失。照上方继服 4 剂。

4 月 8 日三诊：每天睡 9 小时，症舌脉平平。照上方各药减半量，10 剂善后。

3 个月后随访，服完上药，一切正常，失眠未患。

辨治思路：本案为肝阴血不足引起的虚烦不得眠，心悸盗汗，舌质偏红，少苔，脉弦细迟，用酸枣仁汤加味治之甚效。

总结分析：方中重用炒枣仁养肝血、安心神；川芎调养肝血，茯苓宁心安神；知母补不足之阴、清内炎之火，兼备养阴、清热之功；炙甘草甘以健脾；炙远志、生龙骨、生牡蛎安神定志。八药和合，得养心安神、强心定志、清热除烦之功。

4. 肝阴血虚、脾胃气虚不寐经典方——酸枣仁汤、百合知母汤合四君子汤化裁

【方剂组成】炒枣仁（捣）30g，知母6g，百合30g，石斛30g，炒白芍9g，黄柏6g，菊花（后下）9g，川芎3g，夜交藤45g，生龙骨（先煎）、生牡蛎（先煎）各30g，法半夏6g，茯苓9g，炒山药30g，炙黄芪12g，党参12g，焦白术12g，炙甘草6g。

【方剂来源】《金匮要略》《太平惠民和剂局方》。

【经典案例】女，40岁。初诊日期：1968年3月16日。

主诉：失眠14年。

现病史：通宵不得眠，头晕，心烦，口干口苦，纳食不好，小便色黄，白带量多。舌质偏红，苔薄白且少，脉弦细。

辨证：不寐——肝阴血虚、脾胃气虚。

西医诊断：神经衰弱。

治法：养血安神，清热补脾。

方药：用本方6剂。

3月23日二诊：每晚能睡4小时，食佳，便正常。照

上方加莲子心 12g，白鸡冠花 30g。4 剂。

3 月 27 日三诊：上方服 4 剂，每晚睡 7 小时，味觉正常，白带少 60%，余症相应减轻。照上方继服 6 剂。

4 月 2 日四诊：服上方 6 剂，每天睡 8 小时，症舌脉平。照上方减半量，20 剂善后。

4 个多月后随访，病愈未复发。

辨治思路：本案不寐，肝阴血虚较重，虚热亦较著，而兼有脾胃气虚，故用酸枣仁汤、百合知母汤、四君子汤三方化裁。

总结分析：方中四君子汤益气健脾，百合、石斛、知母、黄柏、莲子心、菊花清虚热又燥湿，生龙骨、生牡蛎潜阳，炒白芍养血敛阴，法半夏降逆健胃，炒枣仁、夜交藤安神，炙黄芪、炒山药补脾胃而益气，川芎调养肝血，白鸡冠花止带下。诸药和合，功效倍增。

5. 胆有痰热、心肝血虚不寐经典方——温胆汤、栀子豉汤、酸枣仁汤合甘麦大枣汤化裁

【方剂组成】法半夏 9g，陈皮 6g，茯苓 9g，炙甘草 6g，竹茹 12g，枳实 6g，焦栀子 12g，淡豆豉 12g，草决明（炒

打碎）45g，炒枣仁（捣）30g，浮小麦60g，百合30g，生地黄12g，知母9g，生龙骨（先煎）、生牡蛎（先煎）各30g，川芎3g，大枣4枚。

【方剂来源】《千金要方》《伤寒论》《金匮要略》。

【经典案例】女，24岁。初诊日期：1968年4月2日。

主诉：失眠1年余。

现病史：1年余前出现失眠，通宵达旦不能眠，曾自服多种安眠药，无明显疗效。现症：口干口苦，心慌，恶心，纳食不好，小便黄，大便干，3～4天1行，消瘦，头晕，脑中不得安静，常哭笑不能自制。舌质红，苔薄白且少，脉弦细。

辨证：不寐——胆有痰热、心肝血虚，脏躁。

西医诊断：神经衰弱，癔病。

治法：利胆和胃，清肝养心。

方药：用本方2剂。

4月4日二诊：每晚能睡2小时，脑中较前安静，哭笑失控减少。照上方继服2剂。

4月6日三诊：每晚能睡4小时，大便通畅，无故哭笑症状消失，其他症状亦改善不少。照上方加合欢花

30g，柏子仁 30g，炙远志 30g。4 剂。

4 月 10 日四诊：上方服 4 剂，每天能睡 9 小时，症舌脉平。照上方各药减半量，20 剂善后。

1 年后随访，药后病愈未患。

辨治思路：本案患者体质素弱，多愁善感，加之痰热扰心而患病。胆属木，为清净之府，喜温和而主升发，失其常则木郁不达，胃气因之不和，进而化热生痰。痰热上扰，心神不安，则惊悸不宁，虚烦不眠。治宜利胆和胃，清肝养心。肝魂不潜，藏于肝中，必然引起失眠脏躁，取多方合为一方，以克难制胜，服之有效。

总结分析：方中温胆汤理气化痰，清胆和胃。炒枣仁养心安神；焦栀子、淡豆豉、百合清心除烦；甘麦大枣汤养心安神，和中缓急，以补脾气；生地黄、知母、草决明滋阴增液，清肝通便；川芎调养肝血；生龙骨、生牡蛎重镇安神。如此重点突出，何患疾之不除，正气不复！

6. 肝肾阴亏、风阳上扰不寐经典方——栀子豉汤加味

【方剂组成】焦栀子 12g，淡豆豉 12g，炒枣仁（捣）30g，夜交藤 30g，浮小麦 60g，桑椹 30g，石斛 15g，山药

30g, 竹茹 12g, 刺蒺藜 30g, 生石决明（先煎）30g, 菊花（后下）30g, 知母 12g。

【方剂来源】《伤寒论》。

【经典案例】女, 28 岁, 护士。初诊日期: 1967 年 9 月 28 日。

主诉: 失眠 1 年余。

现病史: 1 年余前出现通宵失眠, 或略睡片刻, 即噩梦纷扰而惊醒, 心烦坐卧不安, 头晕耳鸣, 记忆力差, 口干, 纳差, 尿略黄, 大便或干, 腰困, 入夜便自觉寒热交替, 但无汗出, 月经延期, 量少色黑, 或小腹痛, 白带多。舌质暗红, 少苔, 脉弦细。

辨证: 不寐——肝肾阴亏、风阳上扰。

西医诊断: 神经衰弱。

治法: 滋水平肝, 潜阳安神。

方药: 用本方 2 剂。

9 月 30 日二诊: 每天能睡 5 ~ 6 小时。照上方继服 2 剂。

10 月 2 日三诊: 每天睡 8 小时, 除头晕外, 余症均消失。照上方加菊花（后下）15g。10 剂。

10 月 12 日四诊: 每天能睡 9 小时, 症舌脉平。照上方改半量，10 剂善后。

9 个月后随访，病愈未患。

辨治思路： 本案为肝肾阴亏、风阳上扰之不寐，以滋水平肝、潜阳安神之药治之，24 剂而病愈。

总结分析： 方中石斛、桑椹、浮小麦、炒枣仁、夜交藤养阴安神；淡豆豉、焦栀子、竹茹、知母清热除烦；菊花、刺蒺藜、生石决明平肝息风；山药健脾补肾。诸药配合默契，病必成功治愈。

7. 心脾俱虚、肝阴不足不寐经典方——归脾汤、酸枣仁汤合半夏秫米汤化裁

【方剂组成】炙黄芪 30g，山药 30g，当归 9g，炙甘草 6g，炒枣仁（捣）30g，茯神 9g，炙远志 9g，龙眼肉 12g，白芍 9g，知母 9g，生龙骨（先煎）、生牡蛎（先煎）各 30g，川芎 3g，法半夏 9g，秫米 9g。

【方剂来源】《妇人良方大全》《金匮要略》《黄帝内经》。

【经典案例】男，39 岁，干部。初诊日期：1969 年 6 月 19 日。

主诉：失眠 3 年余。

现病史：3 年余前出现失眠，每晚睡 1～4 小时，梦多，善恐易惊，心慌气短，头晕甚至晕倒。纳食不好，耳鸣明显，腰困，小便或黄。舌质红，舌尖红甚，苔淡黄白且少，脉虚弦细。有低血压病史。就诊时血压：90/60mmHg。

辨证：不寐——心脾俱虚、肝阴不足。

西医诊断：神经官能症，低血压。

治法：补益心脾，养血安神。

方药：用本方 18 剂。

7 月 8 日二诊：每天能睡 5～6 小时，梦多、头晕明显减轻，纳食由每天 0.25kg 增至 0.45kg，体重由 46kg 增至 47.5kg，气短腰困减轻。照上方继服 10 剂。

7 月 19 日三诊：每天睡 8 小时，诸症减轻 90% 以上。照上方继服 10 剂。

7 月 29 日四诊：症舌脉平。照上方，诸药减半量。10 剂善后。

10 个月后随访，病愈未再患。

辨治思路：本案为心脾两虚、肝阴不足导致的不寐，投予补益心脾、养血安神方药 48 剂而愈。

总结分析：方中炙黄芪、山药、秫米、炙甘草补益心脾；当归、炒枣仁、茯神、炙远志、龙眼肉、白芍、川芎养血安神；生龙骨、生牡蛎重镇安神；知母去虚热；法半夏、秫米交通阴阳。诸药和合，效显力彰。有制之师，出必制胜。

8. 胃胆失降不寐经典方——平胃散合温胆汤加减

【方剂组成】制苍术 9g，厚朴 6g，陈皮 6g，法半夏 12g，茯苓 12g，竹茹 12g，枳实 6g，炒枣仁（捣）30g，炙远志 12g，炙甘草 6g。

【方剂来源】《太平惠民和剂局方》《千金要方》。

【经典案例】女，37 岁，工人。初诊日期：1967 年 12 月 20 日。

主诉：失眠 3 月。

现病史：近 3 个月来失眠，曾做过一般治疗无效。现每天只能睡 4 小时，不易入睡，常须 2～3 小时方能入睡。头痛且晕，背困，胃痛，恶心呕吐，小便或黄或清，大便或干或稀。舌质红，有裂纹，苔白厚，脉沉缓。

辨证：不寐——胃胆失降。

西医诊断：神经衰弱。

治法：健脾燥湿，利胆和胃。

方药：用本方 2 剂。

12 月 22 日二诊：每天睡眠增至 7 小时，诸症亦相应改善。照上方继服 4 剂。

12 月 26 日三诊：上方服 4 剂，每天睡眠增至 8 小时，入睡时间缩短为 30 分钟，头晕除，胃痛减轻。照上方继服 4 剂。

12 月 30 日四诊：每天睡 9 小时，症舌脉平复。照上方诸药减半量，8 剂善后。

半年后随访，病愈未患。

辨治思路：本案为不寐胃胆失降之证，故取平胃散燥湿运脾、行气导滞，又取温胆汤利胆和胃、除痰止呕。

总结分析：脾运、胃降、胆和，痰、热、滞等悉除，营卫之循环恢复，自然阳潜阴中，神魂归藏，不寐自然康复，何患之无眠！

9. 脾胃虚寒、肝木乘脾不寐经典方——桂枝加龙骨牡蛎汤合四君子汤加味

【方剂组成】党参 9g，炒白术 9g，茯苓 9g，炙甘草 4.5g，

桂枝9g，炒白芍9g，生姜3片，大枣3枚，生龙骨（先煎）、生牡蛎（先煎）各30g，当归12g，炙远志15g，炒枣仁（捣）30g，高良姜12g，火麻仁45g，枸杞子9g。

【方剂来源】《金匮要略》《太平惠民和剂局方》。

【经典案例】男，47岁，干部。初诊日期：1967年11月1日。

主诉：失眠10年余。

现病史：10年余前出现失眠。现症：失眠，多梦，心慌，头晕，胃痛遇冷即作，胃脘部喜热喜按，胃痛时左少腹及背部亦痛，食后腹胀，口干口苦，小便色黄，大便干秘。舌质红，苔白，脉弦缓。

辨证：不寐——脾胃虚寒、肝木乘脾，胃痛。

西医诊断：神经衰弱，十二指肠球部溃疡。

治法：温补脾胃，平其肝木。

方药：用本方18剂。

11月19日二诊：每天可睡8小时，精神佳，胃未痛，口苦除，大便畅。照上方继服10剂。

11月29日三诊：症舌脉平平。照上方减半量，10剂善后。

半年后随访，病愈未患。

辨治思路：本案之不寐，由脾胃虚寒、肝木乘脾引起。故取四君子汤、桂枝加龙骨牡蛎汤合方治之，38剂获愈。

总结分析：方中党参、白术、茯苓、炙甘草、桂枝、高良姜、生姜、大枣、枸杞子温肾补脾健胃；炒白芍、炙甘草合用平肝缓急止痛；炒枣仁、炙远志、当归、生龙骨、生牡蛎镇养心神，安神定志；火麻仁畅通腑气；又炒白芍配桂枝和调营卫，交通阴阳。如此整合，扶正以祛邪，祛邪又扶正，十年顽疾，一朝康复，其乐融融。

10. 脾胃俱虚、血虚风动不寐特效方——三七琥参粉、经验方

【方剂组成】（1）田三七粉0.9g，琥珀粉0.9g，西洋参粉0.9g。

（2）黄精12g，砂仁（后下）3g，山药12g，茯苓12g，炒白芍9g，枸杞子9g，天麻6g，生石决明（先煎）24g，炒枣仁（捣）9g，炙远志4.5g，茯神9g，炙甘草4.5g。

【方剂来源】经验方。

【经典案例】男，50岁，干部。初诊日期：1964年

10月7日。

主诉：失眠1年。

现病史：1年前出现失眠，每晚仅能睡2小时左右，形瘦，头颤无力，双手发抖，食欲不振，食则气逆，恶心呕吐，口干且苦，逢饥胃痛，腹胀多在下午，背困疲乏。舌质红，苔白，脉弦细。有胃痛病史10年。

辨证：不寐——脾胃俱虚、血虚风动，胃痛。

西医诊断：神经衰弱，慢性胃炎。

治法：补脾益胃，镇肝安神。

方药：方（1）2剂，每剂均匀分为2包，午、晚临睡前开水送服1包。方（2）汤剂2剂。

10月9日二诊：每天能睡6小时，胃未痛，纳食好，口不苦。照上（1）（2）方各4剂。

10月14日三诊：每天睡眠增至8.5小时，余症减轻60%～70%。照上两方继服4剂。

10月19日四诊：除头颤、手抖减50%以外，余症均好转90%以上。照上两方继服4剂。

10月24日五诊：头颤、手抖减70%，余症基本平复。照上两方，10剂善后。

1年后随访,除头颤、手抖外,基本恢复正常,未再患。

辨治思路:本案之不寐,由脾胃俱虚、血虚风动引起。予以补脾益胃、镇肝安神之方药24剂,除头颤、手抖恢复70%~80%外,余症舌脉基本正常。

总结分析:方中黄精、山药、西洋参、茯苓、炙甘草、砂仁补益脾胃;炒枣仁、炙远志、茯神养心安神;琥珀、天麻、炒白芍、生石决明镇肝息风安神;田三七活血散瘀;枸杞子补肝胃。诸药和合,令脾胃得补养而强壮,心神得滋养而安宁入睡,肝风得柔养镇平而阳潜风息。诸症舌脉因之基本恢复。从整个病情过程来看,病情较重而复杂,已进入损途,经治疗能获如此效果,实属不易,亦与患者本人平素十分注意调摄有很大关联。

11. 阴亏阳浮、心脾虚衰不寐经典方——甘麦大枣汤加味

【方剂组成】浮小麦45g,大枣5枚,炙甘草6g,熟地黄9g,石斛15g,山药30g,龙眼肉12g,炙远志15g,柏子仁15g,当归9g,炒枣仁(捣)30g,生石决明(先煎)30g,茯苓皮6g,炒鸡内金9g,生牡蛎(先煎)30g,生龙齿(先

煎）45g。

【方剂来源】《金匮要略》。

【经典案例】女，33岁，工人。初诊日期：1967年11月3日。

主诉：失眠1年余。

现病史：1年余前出现失眠，每天睡2小时，噩梦多，头晕且痛，食纳较少，腹痛且胀，日渐消瘦，口干而苦，小便偏黄，大便偏干，晨起脸肿，下午腿肿，胸胁或痛，皮肤干燥，手心发热，腰痛膝软。舌质红，少苔，脉弦细。

辨证：不寐——阴亏阳浮、心脾虚衰。

西医诊断：神经衰弱。

治法：育阴潜阳，健脾安神。

方药：用本方8剂。

11月12日二诊：每天能睡7～8小时，噩梦减少，纳食可，精神好转。舌苔薄白，脉转弦缓。照上方继服8剂。

11月21日三诊：每天睡9小时，诸症改善85%以上。照上方继服8剂。

11月28日四诊：每天睡10小时，诸症减95%。照上方各药减半量，16剂善后。

1 年后随访，病愈未再患。

辨治思路：本案经育阴潜阳、健脾安神治疗，用药 40 剂而愈。

总结分析：方中熟地黄、石斛、山药、生牡蛎、生龙齿、生石决明滋阴潜阳；炒枣仁、柏子仁、炙远志、龙眼肉、当归养血安神；甘麦大枣汤补中缓急；茯苓皮、炒鸡内金健脾胃。诸药整合，协同合力，不寐自康。

12. 肝虚胆热、痰热内扰不寐经典方——温胆汤合酸枣仁汤加减

【方剂组成】法半夏、茯苓、菊花（后下）各 10g，陈皮、川芎、炙甘草各 6g，枳实 9g，炒鸡内金 12g，竹茹 15g，炒枣仁（捣）90g，柏子仁 30g，钩藤（后下）60g。

【方剂来源】《三阴极一病证方论》《金匮要略》。

【经典案例】女，62 岁。初诊日期：1990 年 7 月 22 日。

主诉：失眠半月。

现病史：半个月前因家人患病而出现失眠，每晚服安定，能睡 2 小时，伴有虚烦、头晕、纳差、口干、

口苦等症状。舌质红，苔黄白腻，脉沉细而弦。血压：167/98mmHg。

辨证：不寐——肝虚胆热、痰热内扰。

治法：清胆化痰，安神养肝。

方药：用本方3剂。

上方服3剂，停服安定，每晚能熟睡5小时，食纳增加，余症相应改善，血压降至正常，守方再进。

辨治思路：本案患者因焦虑导致不寐。不寐大多由情志所伤、体内气机失调所致，其本质为阳不入阴，阳浮越于外。安定等西药只能治其标，不能治其根本，长期服用甚至会产生其他副作用，以几剂中药治之，其效甚佳。

总结分析：方中重用炒枣仁、柏子仁、钩藤以增加安神之效。不寐之病，其常见证型有五：一者肝郁化火，二者痰热内扰，三者阴虚火旺，四者心脾两虚，五者心虚胆怯。其不同证型治疗方剂可选用丹栀逍遥散、温胆汤、十味温胆汤、甘麦大枣汤、桂枝加龙骨牡蛎汤、平胃散、天王补心丹、黄连阿胶汤、朱砂安神丸、归脾汤、酸枣仁汤或安神定志丸等。其变证也很多，当于平时细心体味。

（十三）心悸特效方

心脾两虚心悸经典方——归脾汤加味

【方剂组成】炒白术 80g，党参 12g，炙黄芪 15g，当归 15g，炙甘草 6g，茯苓 6g，炙远志 15g，炒枣仁（捣）80g，木香（后下）6g，龙眼肉 20g，枸杞子 20g，生龙齿（先煎）30g，大腹皮 12g，炒鸡内金 10g。

【方剂来源】《重订严氏济生方》。

【经典案例】女，37 岁。初诊日期：1992 年 6 月 14 日。

主诉：心中悸动 1 年。

现病史：1 年前受惊吓诱发心中悸动，眠差，或气短，纳食少，口干，大便 2 日 1 行，小便正常，腹部胀痛，腰背部困。舌淡，苔白，脉缓。

辨证：心悸——心脾两虚。

治法：补益心脾，益气安神。

方药：用本方 3 剂。

6 月 21 日二诊：心悸较前减轻，睡眠好转，饮食好，口干，大便干，腹仍胀。上方改大腹皮为 30g，加枳实 9g，麦冬 9g。3 剂。

辨治思路：心悸的病名首见于《金匮要略》，其病位在心，与肝、脾、肾、肺四脏关系密切。历代医家对心悸病因病机的认识都不同，但总的来说，不外乎虚实。虚者系脏腑气血阴阳亏虚，实者多为痰饮、瘀血、火邪上扰。本案乃脾胃虚弱，气血生化无源，子病及母，故而心血不足，心胆气虚，引发心悸。

总结分析：用归脾汤益气补血、健脾养心，归脾汤重在补脾与补气，脾旺则气血生化有源，气旺则血足，心有所养。二诊中针对腹胀症状，加入枳术丸行气健脾，加大大腹皮剂量以除胀。方用大剂量炒枣仁宁心安神，同时补益胆气，《本草纲目》："其仁甘而润，故熟用疗胆虚不得眠，"大剂量炒白术健脾益气。白术为"补气健脾第一要药"，《本草玄通》："补脾胃之药，更无出其右者，土旺则能健运，故不能食者，食停滞者，有痞积者，皆用之也"。现代药理研究表明，白术对肠管有双向调节作用，白术挥发油有镇静作用。

（十四）汗证特效方

心血不足汗证经典方——归脾汤合牡蛎散加减

【方剂组成】白术12g，当归10g，炒枣仁（捣）60g，木香（后下）3g，炙甘草9g，炙黄芪30g，党参20g，茯苓9g，炙远志15g，龙眼肉30g，枸杞子20g，浮小麦30g，煅龙骨（先煎）、煅牡蛎（先煎）各30g，炒鸡内金12g，麦冬10g。

【方剂来源】《重订严氏济生方》《太平惠民和剂局方》。

【经典案例】女，57岁。初诊日期：1993年5月23日。

主诉：出虚汗半月余。

现病史：半月余前出现出虚汗、乏力症状。现出虚汗，乏力，腿软，口干，心慌，眠差。曾有胃出血病史。

辨证：汗证——心血不足。

治法：养血补心。

方药：用本方4剂。

5月27日二诊：精神欠佳，汗出减少25%，心慌减轻20%，睡眠好转70%～80%，口干缓解，口苦，背困，胸部窜痛，偶有咳嗽，心电图检查未见异常。上方浮小麦改为60g。4剂。

5月30日三诊：汗出少50%，心慌减轻50%，眠差、纳差、恶心、口苦背困好转70%。上方煅龙骨、煅牡蛎改为各60g，加竹茹15g、白及30g。4剂。

6月13日四诊：服上药后，出汗减少80%，偶有心慌，口苦减轻，背困减轻70%，痔疮少许出血。上方加炒槐花15g。5剂。

6月20日五诊：精神欠佳，痔疮出血1周多。上方改炒槐花20g、浮小麦90g、煅龙骨（先煎）90g、煅牡蛎（先煎）90g，加仙鹤草30g、炒地榆20g。5剂。

7月1日随访，汗出与痔疮出血均消失。

辨治思路：本案患者曾有胃出血病史，四诊合参，本案当属心血不足。心血耗伤，心神失养，故见心慌；气随血脱，故而乏力；气虚不固，故汗出；津随血脱，故口干。以归脾汤为基础方养血补心，合用牡蛎散敛阴止汗，再加炒鸡内金健脾和胃，麦冬养阴生津。在三诊中随证加入白及收敛止血、竹茹除烦止呕。在四诊、五诊中，针对患者痔疮出血的症状，加入归大肠经之炒地榆、炒槐花凉血止血，仙鹤草收敛止血；继用归脾汤补益心脾，脾主统血，脾健则血归经络。

总结分析：方中重用炒枣仁，配浮小麦、煅龙骨、煅牡蛎安神宁心收效甚佳，甘麦大枣汤原方用小麦，因药店无此药，故用浮小麦加大剂量代用之。

汗证是由于阴阳失调、腠理不固，而致汗液外泄失常的病证。不因外界因素，而白昼时时汗出，动辄汗出者为自汗；寐中汗出，醒来自止者为盗汗。汗证多属虚证，自汗多属气虚、阳虚，盗汗多属阴虚，但由肝火、湿热所致者属实证。汗为心之液，由精气所化，故用归脾汤补心，牡蛎散敛汗，取效甚捷。

（十五）胸痹特效方

1. 寒凝心脉胸痹经典方——瓜蒌薤白白酒汤合旋覆代赭汤加减

【方剂组成】瓜蒌 30g，薤白 30g，延胡索 20g，代赭石（先煎）15g，旋覆花（布包）15g，炒鸡内金 10g。

【方剂来源】《金匮要略》《伤寒论》。

【经典案例】男，46 岁。初诊日期：1992 年 6 月 7 日。

主诉：间断性胸部刺痛 10 年，近日加重。

现病史：10 年前出现胸部刺痛，痛不甚。近几日刺痛感突然加重。现胸痛，气紧，呃逆不舒。心电图示：心肌供血不足。舌红，苔白，脉沉。既往有慢性浅表性胃炎及慢性阻塞性肺气肿病史。

辨证：胸痹——寒凝心脉。

治法：辛温通阳，开痹散寒。

方药：用本方 3 剂。

6 月 10 日二诊：服上方 3 剂，胸痛减轻，肠鸣，舌质红，苔白，有齿痕。上方改旋覆花为 10g，去代赭石，加丹参 15g、炙黄芪 15g、炒白术 12g、陈皮 6g、升麻 9g、柴胡 9g、党参 10g、炙甘草 6g、砂仁（后下）10g。3 剂。愈。

辨治思路：本案乃阴寒凝滞，胸阳不运，气机痹阻所致，故用瓜蒌、薤白通心阳，散痰结，泄满降逆。

总结分析：《神农本草经》中对旋覆花的记载："主结气、胁下满，惊悸……"《温病条辨》中用香附旋覆花汤治疗气血不和之胸胁痛，旋覆花与代赭石合用重镇降逆；延胡索能行血中气滞、气中血滞，专治一身上下诸痛，《雷公炮炙论》记载"心痛欲死，速觅延胡"；炒鸡内金健胃消食，提高食欲。二诊时，考虑到本案病程日久，久病成瘀，故用《医学金针》丹参饮加减活血祛瘀止痛。现代药理研究表明，丹参有扩张冠脉，增加冠脉血流量，改善心肌缺血，改善微循环，促进血液流动的作用。治病求本，用补中益气汤加减善后，以补心、脾、肺之气而收功。

2. 心脾两虚、心阳不振胸痹经典方——归脾汤合瓜蒌薤白半夏汤加减

【方剂组成】白术 9g，党参 12g，炙黄芪 15g，当归 9g，炙甘草 6g，炙远志 10g，炒枣仁（捣）20g，木香（后下）6g，龙眼肉 20g，瓜蒌 20g，薤白 20g，枸杞子 15g。

【方剂来源】《正体类要》《金匮要略》。

【经典案例】女，48 岁。初诊日期：1992 年 9 月 6 日。

主诉：心前区憋闷 1 年。

现病史：1 年前出现心前区憋闷，伴烧心，气短，口干苦，腰困，劳累后腹泻，平素大便 3～5 天 1 行，小便正常，服西药即感睡眠差，有植物神经衰弱史。现症：胸痛彻背，背痛彻心。舌质暗红，苔白，脉沉细无力。心电图示：心律失常。医院 24 小时动态心电图示：冠心病。

辨证：胸痹——心脾两虚、心阳不振。

治法：健脾养心，温通心阳。

方药：用本方 3 剂。

9 月 9 日二诊：嗜睡，疲乏，仍背困，冠心病症状较前好转。调整用方：枸杞子 30g，木香（后下）6g，炙甘草 6g，白术 9g，党参 20g，茯苓 6g，龙眼肉 30g，瓜蒌

30g，炙远志 15g，炙黄芪 30g，当归 9g，炒枣仁（捣）30g，薤白 30g，生姜 9g，大枣 6 枚。3 剂。

9 月 13 日三诊：自觉恶心头晕，纳眠可，近 2 日无大便。方用归脾汤合补中益气汤加减：炙黄芪 30g，枸杞子 30g，白术 15g，陈皮 6g，升麻 6g，柴胡 6g，党参 15g，炙甘草 9g，当归 9g，炒枣仁（捣）30g，炙远志 15g，法半夏 10g，丹参 20g，龙眼肉 20g。3 剂。

9 月 16 日四诊：患者诉恶心未作，头晕减轻，大便偏干，入睡难，食欲不佳。舌质红，苔薄白，脉细弱。调整方药：煅磁石（先煎）12g，炙黄芪 30g，枸杞子 30g，炒白术 15g，陈皮 6g，升麻 6g，柴胡 6g，党参 15g，炙甘草 6g，当归 9g，炒枣仁（捣）40g，炙远志 10g，法半夏 12g，丹参 20g，龙眼肉 30g，杜仲 20g，炙山茱萸 12g。3 剂。

10 月 14 日五诊：心慌减少，大便日 1 行，鼻衄、鼻肿。调方为：田三七（研面冲服）6g，琥珀（研面冲服）6g，玄参 20g，炒知母 9g，炒枣仁（捣）20g，炙山茱萸 10g，丹参 15g，枸杞子 15g，炒黄芩 9g，青果 20g，白茅根 15g，炙远志 12g，炙黄芪 15g，生龙骨（先煎）、生牡蛎（先煎）各 9g。5 剂。

10月28日六诊：心慌症状未见减轻，痔疮肿痛。方药：炒槐花15g，炒地榆15g，番泻叶（后下）4g，枳实6g，火麻仁30g，玄参30g，生龙骨（先煎）、生牡蛎（先煎）各10g，田三七（研面冲服）6g，炒知母9g，丹参15g，炙黄芪15g，枸杞子15g，炒枣仁（捣）20g，琥珀（研面冲服）6g，炙山茱萸10g，炒黄芩9g，炙远志12g，麦冬9g。5剂。

11月4日七诊：大便2日1行，精神可，腰困，腿软，饮食好，痔疮肿痛、心慌好转。方药：枳实6g，火麻仁30g，玄参30g，生龙骨（先煎）、生牡蛎（先煎）各10g，田三七（研面冲服）6g，枸杞子15g，炒枣仁（捣）20g，琥珀（研面冲服）15g，炙山茱萸10g，炒黄芩9g，炙远志12g，炒槐花15g，炒地榆15g，麦冬9g，番泻叶（后下）6g。5剂。

辨治思路：本案患者病证繁多，病情复杂，结合症状、舌脉，辨证为心脾两虚、心阳不振，故用归脾汤益气补血、健脾养心，用瓜蒌薤白半夏汤宽胸止痛。

总结分析：归脾汤出自《正体类要》，原书主治"思虑伤脾，血虚火动，寤而不寐；或心脾作痛，怠惰嗜卧，怔忡惊悸，自汗，大便不调"。瓜蒌薤白半夏汤出自《金匮要略》，本方可通阳散结、行气祛痰。二方合用，标本同治。在三诊、四诊中，患者眩晕难忍，结合病证，当属气血亏虚、髓海失养所致之虚证，故合用补中益气汤。五至七诊中，患者始有口鼻生疮、痔疮，予泻火兼心肾同补之品，使水火既济，症状消除。

现代医学中的冠心病、心律失常，多根据疾病的临床特点，参照祖国医学的"心悸""胸痹"等病进行辨证论治。

（十六）眩晕特效方

1. 气血亏虚夹痰眩晕经典方——补中益气汤加味

【方剂组成】炙黄芪 15g，白术 12g，陈皮 9g，升麻 9g，柴胡 9g，党参 15g，炙甘草 9g，当归 15g，炙冬花 30g，炙紫菀 30g，清半夏 12g，丹参 20g，龙眼肉 30g，五味子 10g，枸杞子 30g，炒鸡内金 10g。

【方剂来源】《脾胃论》。

【经典案例】男，44岁。初诊日期：1992年12月6日。

主诉：头晕3月余。

现病史：3月余前去东北出差，回来后出现头晕，自感天旋地转。现症：嗓子哑，咯痰，痰白，气喘，恶心，纳差，大便2～3天1行，不干不稀，腿时肿。心电图：心供血不足。血压：105/60mmHg，平素血压正常。

辨证：眩晕——气血亏虚夹痰。

治法：补气养血化痰。

方药：用本方3剂。

12月10日随访，患者服上药后，诸症好转。

辨治思路：本案患者素体气血虚弱，气虚则清阳不升，血虚则脑失所养，故眩晕；加之患者出差劳累，外邪乘虚入侵而生痰，痰饮中阻，清阳不升，故而眩晕加剧。

总结分析：本案以补中益气汤为主，加清半夏、炙紫菀、炙冬花温肺燥湿化痰，五味子敛肺平喘，龙眼肉补益心脾，丹参活血祛瘀以改善供血不足，枸杞子平补肝肾，炒鸡内金补脾以充养气血生化之源。本案患者之水肿，一者责之于气血亏虚，运化失司，水湿停聚不行，横溢肌肤；二者为外邪袭肺，肺失宣降，水道不通，流溢肌肤所致。如此标本同治，收效甚佳。

2. 肝阳上亢眩晕特效方——镇肝熄风汤加减

【方剂组成】怀牛膝 9g，代赭石（先煎）15g，生石决明（先煎）45g，草决明（炒打碎）45g，地龙 30g，菊花（后下）12g，天麻（先煎）12g，石斛 30g，山药 30g，竹茹 12g，陈皮 6g，茯苓 9g，法半夏 12g，炒鸡内金 9g，鳖甲（先煎）30g，钩藤（后下）20g。

【方剂来源】《医学衷中参西录》。

【经典案例】女，64 岁。初诊日期：1975 年 6 月 9 日。

主诉：头晕 10 年，加重 10 天。

现病史：间断头晕 10 年，近 10 天来，头晕特别严重。有高血压病史 10 余年。经常服西药降压。现症：头晕目眩特别严重，伴有恶心呕吐，以致卧床不起，心烦，睡眠不安，目中虚幻，精神很差，口干且苦，不思饮食，小便黄赤，大便数日未行，右手鱼际麻木。舌质红，苔黄白略腻，脉上盛下虚，两手寸关脉弦而偏浮，两尺脉弱。血压：200/120mmHg。

辨证：眩晕——肝阳上亢。

西医诊断：高血压危象。

治法：滋阴潜阳，镇肝息风。

方药：用本方 4 剂。

6 月 14 日二诊：恶心呕吐减少。照上方代赭石改 30g，草决明改 60g。

6 月 17 日三诊：服上方 2 剂，大便通畅，恶心甚少，头晕目眩减轻，脉弦缓。血压：150/90mmHg。二诊方加钩藤（后下）80g，怀牛膝改 30g，紫贝齿（先煎）30g，炙龟板（先煎）15g，生牡蛎（先煎）30g。

6 月 19 日四诊：服上方 2 剂，头晕目眩减 90% 以上，诸症亦相应减轻。血压：135/90mmHg。守上方 4 剂。

6 月 24 日五诊：上方服 4 剂，症舌脉平复。血压：125/80mmHg。照上方减半量，10 剂。

7 月 4 日六诊：服上方 10 剂。血压：118/70mmHg。症舌脉如常人。照五诊方，诸药又改半量，10 剂善后。

2 年半后随访，病愈未再患。

辨治思路：患者素体阴虚，水不涵木，肝阳上亢，阳动生风，致头晕目眩。治以滋阴潜阳、镇肝息风。

总结分析：《景岳全书·眩运》指出："眩运一证，虚者居其八九，而兼火、兼痰者不过十中一二耳。"强调无虚不作眩。《丹溪心法·头眩》有"无痰不作眩"的主张，提出"治痰为先"。《素问·至真要大论篇》云："诸风掉眩，皆属于肝。"

方中石斛、鳖甲、炙龟板、生牡蛎滋阴；生石决明、紫贝齿、鳖甲、炙龟板、生牡蛎潜阳；天麻、钩藤、菊花平肝；怀牛膝、地龙引药下行；代赭石重镇降逆；山药、茯苓、炒鸡内金护脾胃；竹茹、法半夏、陈皮止呕吐。重用生石决明、草决明、地龙、钩藤收效甚好。如此，共奏滋阴潜阳、平肝息风之功效。

（十七）腹痛特效方

1. 脾胃虚寒、肝脾不和腹痛经典方——四逆散加减

【方剂组成】柴胡 10g，炒白芍 10g，枳实 9g，甘草

6g，川楝子 12g，延胡索 20g，砂仁（后下）10g。

【方剂来源】《伤寒论》。

【经典案例】女，33 岁。初诊日期：1992 年 6 月 7 日。

主诉：腹痛 2 月。

现病史：2 月前出现腹痛，喜按。现腹痛，伴头晕，手部发热，耳聋，大便 4 ～ 5 日 1 行，质软，纳眠尚可，小便正常。平素胃腹畏寒，不喜凉食，行走时胃脘不适。舌质红，苔白，脉弦。

辨证：腹痛——脾胃虚寒、肝脾不和。

治法：疏肝理脾，温中补虚。

方药：用本方 3 剂。

1992 年 6 月 10 日二诊：腹痛减轻。上方加丹参 20g，继服 3 剂。

1992 年 6 月 14 日三诊：腹痛消失，仍诉胃脘畏寒不适，大便 3 ～ 5 日 1 行，不干不稀，予黄芪建中汤。炙黄芪 30g，桂枝 9g，炒白芍 18g，炙甘草 6g，大枣 5g，生姜 9g，饴糖 30g。3 剂。

辨治思路：本案乃肝脾不调、气机不畅所致，且患者素体脾胃虚寒，故用调和肝脾之经方四逆散为基础方疏肝理脾，透邪解郁。

总结分析：延胡索、川楝子为常用对药，用以理气止痛；砂仁以下气，治腹中虚痛。久痛入络，故在二诊中加入丹参，以活血通络。患者素来脾胃虚寒，故主症消失后，予黄芪建中汤温中补气，和里缓急。如此脏腑经脉得以温养，阴阳气血得以调和。

2. 湿热蕴脾腹痛经典方——平胃散加减

【方剂组成】苍术 10g，厚朴 10g，陈皮 6g，甘草 6g，地骨皮 30g，丹皮 20g，炒鸡内金 10g，延胡索 15g。

【方剂来源】《简要济众方》。

【经典案例】男，68 岁。初诊日期：1992 年 6 月 7 日。

主诉：餐后上腹痛 4 月余。

现病史：4 月余前出现餐后上腹痛，伴腿部发热，纳差，常熬夜，二便调，睡眠尚可。舌质红，黄腻苔，脉滑。

辨证：腹痛——湿热蕴脾。

治法：燥湿和胃。

方药：用本方 3 剂。

6 月 10 日二诊：服上药后，餐后上腹痛减轻，腿部仍发热，纳食好转，黄腻苔较前减退。改丹皮为炒丹皮30g，加焦三仙各15g。3剂愈。

辨治思路： 本案乃湿邪内结、气机壅滞所致，故用治疗湿滞脾胃之平胃散燥湿醒脾、行气和胃。湿郁日久化热，加之患者有熬夜习惯，耗损精气，因此本案为实热、虚热并存，故用既能清血中实热，又治虚热骨蒸之丹皮、地骨皮以解骨蒸潮热。二诊中加入焦三仙以健脾消食，此方调理脾胃，清虚实之热，扶助正气。

总结分析： 腹痛为临床上常见的一个病证，腹痛成因不外寒、热、虚、实四端，且四者常互为兼病，其病机不离"不通则痛，不荣则痛"，《医学真传》说："夫通则不痛，理也，但通之之法各有不同。调气以和血，调血以和气，通也；……虚者助之使通，寒者温之使通……"

（十八）胃痛特效方

1. 肝气犯胃胃痛经典方——四逆散加减

【方剂组成】柴胡 10g，煅瓦楞子 30g，白芍 15g，枳实 9g，炙甘草 6g，延胡索 12g，焦栀子 9g，黑芝麻 30g，丹参 30g，川楝子 9g，砂仁（后下）9g。

【方剂来源】《伤寒论》。

【经典案例】女，44 岁。初诊日期：1992 年 6 月 7 日。

主诉：胃痛 8 年。

现病史：胃痛 8 年，行胃镜检查示：浅表性胃炎。现症：胃痛，反酸，无胃脘部畏寒不适，无烧心，口干口苦，大便干，有臭味，3 日 1 行。舌质红，苔黄，脉沉弦。

辨证：胃痛——肝气犯胃。

治法：疏肝理脾。

方药：用本方 3 剂。

6月10日二诊：口干减轻，反酸减轻，大便稀，臭味减轻。改黑芝麻为20g，加炒山药10g。3剂。

6月14日三诊：胃痛好转，大便质软，日行1～2次，自觉胸部憋闷，口干苦减轻。上方加三棱15g，莪术15g，瓜蒌20g，丹皮15g，地骨皮20g。3剂。

1个月后随访，患者不适症状消失，并未复发。

辨治思路：本案患者正值中年，来自家庭及社会的压力巨大，肝失疏泄，肝气横逆克脾犯胃，气机阻滞，胃失和降而痛。肝主酸，肝木犯胃，故反酸；肝郁日久化火，故口干苦、大便干。故用调和肝脾的四逆散疏肝理脾，合用金铃子散疏肝泄热、活血止痛，煅瓦楞子制酸，丹参、砂仁活血祛瘀止痛，黑芝麻补肾、润肠燥。

总结分析：本案用大剂量黑芝麻润肠通便，黑芝麻归肝、肾、大肠经，《本草备要》："补肝肾，润五脏，滑肠"。二诊，患者大便稀，故将黑芝麻减量，加炒山药补脾止泻。三诊，患者胸憋，因胃病日久，瘀血阻络，胸阳不振，心脉痹阻所致，加入瓜蒌开胸散结，三棱、莪术活血祛瘀止痛，丹皮、地骨皮凉血清热。

2. 脾胃虚寒胃痛经典方——四君子汤合理中汤加减

【方剂组成】党参 12g，白术 12g，茯苓 9g，炙甘草 6g，干姜 9g，柴胡 9g，枳壳 9g，延胡索 10g，炒山药 9g。

【方剂来源】《太平惠民和剂局方》《伤寒论》。

【经典案例】男，30 岁。初诊日期：1992 年 9 月 6 日。

主诉：胃脘疼痛 10 天。

现病史：10 天前出现胃脘隐痛，受凉后加重，烧心，腹胀，腹泻，出虚汗。舌质红，苔黄白，脉弦。

辨证：胃痛——脾胃虚寒。

治法：温中驱寒，补气建中。

方药：用本方 3 剂。

1 月后随访，患者诸症消失，未见复发。

辨治思路：本案之胃痛乃典型的脾胃虚寒型胃痛。脾胃虚寒则胃脘隐痛，寒邪收引入内，阳气不得舒展而气机阻滞。脾胃为"仓廪之官"，脾胃病常涉及肝、心、肾等多个脏腑。肝与胃木土乘克，《沈氏尊生书·胃痛》说："胃痛，邪干胃脘病也。……惟肝气相乘为尤甚，以木性暴，且正克也。"

总结分析：本案胃痛遇寒加重，因脾虚生湿下渗肠间，故腹泻；脾运失常，故腹胀；脾胃虚寒易引起表虚，卫气不固则汗多，《笔花医镜·自汗盗汗》说："盗汗为阴虚，自汗为阳虚"，清·叶天士《临证指南医案》谓："阳虚自汗，治宜补气以卫外；阴虚盗汗，治当补阴以营内。"本案之出虚汗乃由患者气虚表虚失固、营卫不和所致。以四君子汤合理中汤加减，四君子汤治疗脾胃气虚，《太平惠民和剂局方》记载："荣卫气虚，脏腑怯弱。心腹胀满，全不思食，肠鸣泄泻，呕哕吐逆，大宜服之"。理中汤本为丸剂，出自《伤寒论》，然丸不及汤力雄，在《金匮要略》中作汤剂，称为"人参汤"，主治中焦脾胃虚寒之证。《成方便读》记载："此脾阳虚而寒邪伤内也。"后加入柴胡、枳壳调和肝脾，炒山药健脾止泻，延胡索活血祛瘀止痛而收功。

（十九）呃逆特效方

1. 脾胃虚寒、胃气上逆呃逆经典方——补中益气汤合旋覆代赭汤加减

【方剂组成】炙黄芪 15g，炒白术 12g，陈皮 9g，升麻 9g，当归 9g，炙甘草 6g，党参 15g，柴胡 9g，吴茱萸 10g，清半夏 15g，砂仁（后下）15g，代赭石（先煎）15g，降香 10g，沉香（后下）10g，炒鸡内金 20g。

【方剂来源】《脾胃论》《伤寒论》。

【经典案例】女，50 岁。初诊日期：1992 年 12 月 2 日。

主诉：呃逆 2 年。

现病史：2 年前出现呃逆，胃镜示：十二指肠炎，服中药疏肝、理气、降气之剂不效。现症：呃逆，口干，口不苦，大便 2～3 日 1 行，小便正常，纳眠可。

辨证：呃逆——脾胃虚寒、胃气上逆。

西医诊断：十二指肠炎。

治法：健脾益气，降逆和胃。

方药：用本方5剂。

1月后随访，患者经上述治疗后主要症状消失。

辨治思路：呃逆俗称"打嗝"，是气逆上冲，喉间呃呃连声，声短而频，不能自止为主症的疾病，属胃气失和上逆的一种表现。且病程日久脾胃必虚，致运化失司，胃气上逆。患者曾服大量疏肝、理气、降逆药不效，乃不识其病源所在，予补中益气汤补中气以治其本，合旋覆代赭汤加减益气降逆和胃。

总结分析：旋覆代赭汤出自《伤寒论》，原书记载："伤寒发汗，若吐若下，解后，心下痞硬，噫气不除者，旋覆代赭汤主之。"沉香、降香、砂仁理气降逆止呕，吴茱萸温中降逆止呕，《本草经疏》："吴茱萸，辛温暖脾胃而散寒邪，则中自温、气自下，而诸证悉除。"

2. 治寒邪中阻兼肝火呃逆经典方——丁香柿蒂汤合左金丸、金铃子散加味

【方剂组成】丁香15g，柿蒂15g，吴茱萸12g，炒黄

连 6g，制乌贼骨 30g，延胡索 20g，川楝子 20g，炒鸡内金 20g。

【方剂来源】《症因脉治》《丹溪心法》《太平圣惠方》。

【经典案例】男，70 岁，初诊日期：1993 年 9 月 12 日。

主诉：呃逆半年。

主症：半年前受凉后出现呃逆间断发作。现呃逆晚上重，伴烧心、吐酸，胃脘稍痛，口干，时吐涎沫，纳差，大便稀，日行 3 次，小便正常，曾有糜烂性胃炎病史。舌质红，苔黄，脉弦数。

辨证：呃逆——寒邪中阻兼肝火。

治法：温胃散寒，降逆止呃，清肝泻火。

方药：用本方 4 剂。

辨治思路：本案之呃逆已持续半年，且兼证明显，当属病理性呃逆。清代李中梓《证治汇补·呃逆》对本病系统地提出治疗法则："治当降气化痰和胃为主，随其所感而用药。气逆者，疏导之；食停者，消化之；痰滞者，涌吐之；热郁者，清下之；血瘀者，破导之；若汗吐下后，服凉药过多者，当温补；阴火上冲者，当平补；虚而夹热者，当凉补。"左金丸原方黄连、吴茱萸比例为 6∶1，本

112

案使用此方时调整了用药比例，重用吴茱萸，并加制乌贼骨以增加温胃制酸之效；用金铃子散理气止痛、泻火疏肝；重用丁香、柿蒂降逆止呃，炒鸡内金消食健脾和胃，三方化裁合用，共奏温胃散寒、降逆止呃、清肝泻火之功。

总结分析：呃逆是指胃气上逆动膈，以气逆上冲，喉间呃呃连声，声短而频，难以自制为主要表现的病证。该病相当于西医学中的单纯性膈肌痉挛。古代无呃逆之名，但记载的"哕"即指本病，直到明代张景岳进一步把"呃逆"这个病名确定下来。本病之病位在膈，病变的关键脏腑在胃，还与肝、脾、肺、肾等脏腑有关。基本病机是胃失和降，膈间气机不利，胃气上逆动膈。呃逆在辨证时首先应分清是生理现象还是病理反应，若一时性气逆而作呃逆，且无明显兼证者，属生理现象，可不药而愈。在改善症状方面，可用《内经》提出的三种简易疗法，《灵枢·杂病》说："哕，以草刺鼻，嚏，嚏而已；无息，而疾迎之，立已；大惊之，亦可已。"本案辨证为寒邪中阻兼肝火。呃逆因受凉而作，且持续半年之久，现又有时吐涎沫、大便稀等，均为胃寒之象。肝之经脉布于胁肋，肝经自病则胁肋胀痛；犯胃则胃失和降，故可出现嘈杂吞酸、呕吐口苦；

舌红苔黄，脉象弦数乃肝经火郁之候，说明患者不仅胃寒，亦有肝火。《素问·至真要大论篇》说："诸逆冲上，皆属于火""诸呕吐酸，暴注下迫，皆属于热。"火热当清，气逆当降，故治以温胃散寒、降逆止呃为主，兼以清泻肝火。左金丸方中黄连清泻肝火，《药鉴》中述："黄连泻心火，而津液自生；除湿热，而肠胃自浓。姜制降痰。……若用猪胆汁炒，又能降肝胆之火也。"肝火得清，自不横逆犯胃。然气郁化火之证，纯用大苦大寒既恐郁结不开，又虑折伤中阳，且患者本有胃寒，故加大辛热之吴茱萸之用量，一者疏肝解郁，以使肝气条达，郁结得开；一者制以黄连之寒，使泻火而无凉遏之弊；一者取其下气之用，以和胃降逆；一者可引领黄连入肝经，如此一味而功兼四用。二药合用，共收温胃散寒、清泻肝火、降逆止呕之效。三方合用的配伍特点是寒温并用，辛开苦降，肝胃同治。温胃降逆而无生火之忧，清肝泻火而无凉遏之弊，相反相成，使胃寒得温、肝火得清、胃气得降，则诸症自愈。

（二十）胃痞特效方

脾虚夹滞胃痞经典方——补中益气汤加味

【方剂组成】炙黄芪 12g，炒白术 12g，陈皮 9g，升麻 9g，当归 9g，炙甘草 6g，党参 15g，柴胡 9g，枸杞子 20g，炒鸡内金 15g，砂仁（后下）10g，大腹皮 15g。

【方剂来源】《脾胃论》。

【经典案例】女，30 岁。初诊日期：1992 年 12 月 2 日。

主诉：胃脘痞满不适 1 月。

现病史：胃脘痞满不适 1 月，口干苦，头晕，血压：90/60mmHg，腰困。

辨证：胃痞——脾虚夹滞。

治法：补气健脾，升清降浊。

方药：用本方 3 剂。

12 月 6 日二诊：胃脘部痞满较前改善 50%，偶有腰困，头晕好转。照上方加清半夏 10g。3 剂。

辨治思路：本案乃素体脾胃虚弱，中虚不运，升降无力所致，故以补中益气汤补气健脾升阳；砂仁理气醒脾和胃；炒鸡内金健脾和胃消食；枸杞子平补肝肾；大腹皮行气宽中。患者头晕，乃脾虚日久不运，脾虚生痰，痰浊中阻，清阳不升所致，加清半夏燥湿化痰和胃以止眩。

总结分析：胃痞是临床上常见的疾病之一，以胃脘痞塞，满闷不痛，按之软而无物，外无胀形为主要表现。脾胃同居中焦，脾主运化，胃主受纳，共司饮食水谷之消化、吸收与输布。脾主升清，胃主降浊，清升浊降则气机调畅，肝主疏泄，调节脾胃气机，肝气条达，则脾升胃降气机顺畅，正所谓"痞满发于胃脘，责之肝脾"。其基本病机为中焦气机不利，脾胃升降失职。致病因素繁复，其病理性质不外乎虚实两端。治疗上主张"实则泻之，虚则补之"。

（二十一）胃下垂特效方

脾肾两虚胃下垂经典方——补中益气汤加味

【方剂组成】炙黄芪 10g，白术 60g，陈皮 6g，升麻 6g，柴胡 6g，党参 12g，炙甘草 6g，当归 20g，炒枣仁（捣）30g，炙山茱萸 10g，熟地黄 10g，丹皮 10g，肉桂 9g，制附子（先煎）9g，玄参 15g，大腹皮 15g，炒鸡内金 15g。

【方剂来源】《脾胃论》。

【经典案例】女，57 岁。初诊日期：1993 年 5 月 23 日。

主诉：胃下垂 15 年。

现病史：中度胃下垂 15 年，慢性咽炎病史 17 年。现症见：腹胀，纳呆，恶心，大便干，2 ~ 3 天 1 行，小便频，腰困，精神不好，眠差。

辨证：胃下垂——脾肾两虚。

治法：补气健脾，温肾助阳。

方药：用本方 7 剂。

5 月 30 日二诊：腹胀好转 70%，纳食好转，恶心消失，大便基本正常，口干减轻，腰困稍减轻，精神好转，睡眠好转。调整方药：大腹皮 12g、炒丹皮 9g、当归 20g、升麻 6g、陈皮 6g、炙甘草 6g、熟地黄 10g、玄参 15g、制附子（先煎）9g、炙山茱萸 10g、党参 12g、炒白术 60g、炙黄芪 12g、柴胡 6g、炒枣仁（捣）30g、肉桂 9g、炒鸡内金 15g。7 剂。

2 月后随访，患者服上药后，症状均消失，但未进行影像学检查，故胃下垂改善情况不详。

辨治思路：本案乃脾胃气虚，清阳下陷，日久及肾所致。脾胃为营卫气血生化之源，脾胃气虚，纳运乏力，故见腹胀、纳呆；大肠传导乏力，故大便 2～3 天 1 行；脾主升清，脾虚则清阳不升，中气下陷，故见胃脘下垂；腰为肾府，肾阳不足，故腰困；肾主水，肾气亏虚，气化失常，水液直趋下焦，故小便频；气血虚弱，心神失养，故精神欠佳，眠差。在治疗上，采用补中益气汤合八味地黄丸加减运用。

总结分析：补中益气汤补中益气，升阳举陷，现代常用来治疗内脏下垂、久泻、久痢、脱肛、重症肌无力等属脾胃气虚或中气下陷者。患者口干，考虑久病伤阴，加入玄参养阴生津利咽。在二诊中，患者口干好转，为防久病伤络，加入炒丹皮活血祛瘀，调血分之滞。

（二十二）泄泻特效方

1. 肝气郁滞、肝木乘脾泄泻经典方——痛泻要方加味

【方剂组成】炒白芍 6g，陈皮 6g，防风 6g，炒白术 12g，炒山药 30g，麦冬 9g，车前子（布包）12g。

【方剂来源】《丹溪心法》。

【经典案例】男，39 岁。初诊日期：1976 年 8 月 10 日。

主诉：泄泻近 1 年。

现病史：1 年前出现泄泻，经多次治疗均无明显效果。现每天泻 7 ~ 8 次，便质稀溏。肠鸣腹痛而泻，泻后腹痛缓解，纳呆腹胀，烧心吐酸，口干舌痛，手足麻木。舌质红，少苔，脉虚弦而数。

辨证：泄泻——肝气郁滞、肝木乘脾。

西医诊断：肠功能紊乱。

治法：泻肝补脾。

方药：用本方4剂。

8月14日二诊：服上方4剂，泻止思食。继服上方。

8月26日三诊：服上方12剂，大便正常，胃纳转佳，舌痛消失，烧心、吐酸、肠鸣等亦明显减轻。照上方加干姜6g。4剂。

8月30日四诊：服上方4剂，症舌脉平复如常人。

辨治思路：本案乃肝木乘脾泄泻即肝强脾弱证，其特征是肠鸣腹痛即泻，泻后腹痛缓解，脉弦。用痛泻要方，效果佳良。

总结分析：方中炒白术、炒山药健脾燥湿，炒白芍缓急止痛，陈皮理气和中，防风散肝舒脾，车前子利水止泻，麦冬养阴生津。七药配合，能抑肝扶脾，调和气机，而痛泻自除。

2. 脾肾两虚夹湿泄泻特效方——莲实汤

【方剂组成】莲子肉60g，芡实60g，炒白术20g，茯苓 60g，生姜 20g，炒鸡内金 20g，车前子（布包）60g，炒黄连 10g，菟丝子 30g，白芍炭 9g。

【方剂来源】经验方。

【经典案例】男，31 岁。初诊日期：1993 年 9 月 12 日。

主诉：泄泻 15 天。

现病史：泄泻 15 天，日行 1～2 次，质稀，腰困，小便正常，饮食好，肠鸣。

辨证：泄泻——脾肾两虚夹湿。

治法：补脾益肾，渗湿止泻。

方药：用本方治疗，4 剂痊愈。

辨治思路：本案之泄泻，病因复杂，证型错杂，重用莲子肉、芡实涩肠止泻；炒白术、茯苓运脾燥湿；生姜、炒鸡内金温胃健脾；炒黄连清热燥湿；重用车前子渗湿止泻。久病及肾，予菟丝子温肾止泻；久泄伤阴，予白芍炭敛阴收涩。

总结分析：泄泻是以排便次数增多，粪质稀溏或完谷不化，甚至泻如水样为主症的病证。其病机多为脾虚湿盛致肠道功能失司，病位在肠，主病之脏属脾，同时与肝、肾密切相关，病理因素主要是湿。古人将大便溏薄而势缓者称为泄，大便清稀如水而势急者称为泻。本病首载于《内经》，并指出风、寒、湿、热皆可致泻，并有长夏多发的特点，同时指出了本病的病变部位。陈无择认为不仅外邪可导致泄泻，情志失调亦可引起泄泻。关于泄泻之证的治疗，《景岳全书·泄泻》："凡泄泻之病，多由水谷不分，故以利水为上策。"提出以分利之法治疗泄泻。李中梓在《医宗必读·泄泻》中提出了著名的治泻九法，即淡渗、升提、清凉、疏利、甘缓、酸收、燥脾、温肾、固涩。

（二十三）便秘特效方

1. 肠燥津亏、热结大肠便秘经典方——增液汤合麻子仁汤加减

【方剂组成】白术80g，玄参60g，天冬30g，枳实12g，当归10g，炒白芍10g，砂仁（后下）3g，香橼15g，炙甘草6g，焦栀子9g，佛手15g，火麻仁30g，天花

粉 20g，枸杞子 15g，麦冬 12g。

【方剂来源】《温病条辨》《金匮要略》。

【经典案例】女，58 岁。初诊日期：1992 年 6 月 8 日。

主诉：便秘 2 年，反复不愈。

现病史：便秘 2 年，近 1 周未大便，平日大便不规律，口渴。舌质红，苔白，脉数。

辨证：便秘——肠燥津亏、热结大肠。

治法：润肠滋阴，清热生津。

方药：用本方 3 剂。

6 月 10 日二诊：服用上方 3 剂，症状平稳，照 6 月 8 日方加当归 3g、炒白芍 3g、丹参 20g。继服 3 剂愈。

辨治思路：便秘皆由脏腑功能失调，肠道传导失司所导致，该病之病位在大肠，与肺、脾、胃、肝、肾等脏腑关系密切，治该病首当辨明寒热虚实。该病患者乃津亏热结，且以津亏为主，热结为辅。

总结分析：本案重用玄参、天冬以增液润肠、滋阴生津，重用白术健脾，以健中州为主，清热为辅，脾胃健则肠道运行正常，3 剂获效。

2. 阴虚秘经典方——增液汤加减

【方剂组成】玄参 30g，生地黄、熟地黄各 20g，天花粉 30g，白术 60g，枳实 10g，枸杞子 20g，青果 20g，番泻叶（后下）10g，大腹皮 12g。

【方剂来源】《温病条辨》。

【经典案例】女，50 岁。初诊日期：1993 年 9 月 5 日。主诉：便秘 1 月余。

现病史：1993 年 8 月 1 日患急性肠胃炎，输液好转，此后大便干，2～3 日 1 行，小便不利，口干苦，精神差，纳食一般，牙痛，腰腿痛。舌红，少苔，脉细数。

辨证：便秘——阴虚秘。

治法：滋阴通便。

方药：用本方 7 剂，愈。

辨治思路：本案当属祖国医学"便秘"的范畴。便秘的基本病机为大肠传导失常。本案乃急性胃肠炎治疗不彻，久病伤及阴液，阴精不足，肠失濡润所致。以玄参、生地黄滋阴通便；青果、天花粉清热生津；生地黄、熟地黄、枸杞子滋补肾阴；枳实、大腹皮理气健脾；番泻叶泻下通便；大剂量白术益气健脾。现代药理研究表明，白术对肠管活动有双向调节作用，其性偏温燥，但该方中有大队的滋阴之品，使其燥性得以中和，其功用得以发挥。

总结分析：《素问·金匮真言论篇》说："北方黑色，入通于肾，开窍于二阴"，认为二便病变与肾的关系密切，肾阴不足，则肠道失润。《景岳全书·秘结》主张遵仲景法把便秘分为阴结、阳结两类，有火是阳结，无火是阴结。在治疗上认为"阳结者，邪有余，宜攻宜泻者也；阴结者，正不足，宜补宜滋者也。知斯二者，即知秘结之纲领矣。"便秘的治疗应以通下为主，但决不可单纯用泻下药，应针对不同的病因采取相应的治法。为医者治病，辨病情轻重缓急固然重要，然亦须知病情证型之主次，方能治之有效，不在于用药何其贵重，亦不在于理论何其深奥，善用平常简易之方抓住主证也能获效。此证就是以滋阴健脾为主而获效的。

（二十四）便血特效方

阴血亏虚便血经典方——槐花散、小蓟饮子合增液汤加味

【方剂组成】黑地榆 12g，黑槐花 15g，当归 30g，肉苁蓉 30g，何首乌 30g，白茅根 30g，大、小蓟各 15g，茜草根 12g，生地黄 12g，玄参 12g，麦冬 12g，桔梗 9g，杏仁 12g，石斛 12g，芦根 15g，天花粉 12g，板蓝根 30g，山豆根 12g，枳壳 12g，香附 12g，苏叶 12g，射干 12g，川厚朴 12g，牛膝 6g。

【方剂来源】《普济本事方》《济生方》《温病条辨》。

【经典案例】女，47 岁。初诊日期：1993 年 9 月 10 日。

主诉：便血半月余。

现病史：便血半月余，呈鲜红色，口咽干燥，大便不利，背困。舌质红，苔淡白，脉细缓。有梅核气病史。

辨证：便血——阴血亏虚。

治法：滋阴生津止血。

方药：用本方4剂。

辨治思路：凡从肛门排出体外，无论在大便前下血，或大便后下血，或单纯下血，或与粪便混杂而下血，均称为便血；因此，本案当属祖国医学"血证"之便血范畴。《金匮要略》认为有远血、近血之分，《景岳全书·血证》指出"血在便前者，其来近，近者或在广肠，或在肛门；血在便后者，其来远，远者或在小肠，或在于胃。"但这种分法并不可靠，现在认为，便血色鲜红者，其来较近；便血色紫暗者，其来较远。据此认为，本案之便血属近血，其病变部位为大肠或肛门。

总结分析：本案予治肠道出血之要药地榆、槐花，予《普济本事方》之槐花散加减清肠止血，疏风行气，合小蓟饮子加减凉血止血。津血同源，长期失血导致津液亏损，从症状来看，患者乃一派阴虚之象，故予增液汤滋补肺、胃、肾之阴而获效。

（二十五）水肿特效方

1. 脾肾阳虚、水湿泛溢水肿经典方——真武汤加减

【方剂组成】茯苓皮 30g，生姜皮 30g，白术 30g，白芍 9g，制附子（先煎）30g。

【方剂来源】《伤寒论》。

【经典案例】女，29 岁。初诊日期：1992 年 6 月 7 日。

主诉：双下肢水肿 4 月余。

现病史：双下肢水肿 4 月余，平素身体畏寒不适，腰困，吐酸，纳食一般。舌淡，苔白，脉沉。

辨证：水肿——脾肾阳虚、水湿泛溢。

治法：温补脾肾，利水渗湿。

方药：用本方 3 剂。

6 月 10 日二诊：两小腿水肿减轻，时有吐酸，患支气管扩张症 20 多年，有咳血史。舌淡，苔白，脉弦。上方

加乌贼骨 12g、麦冬 9g。3 剂。

6 月 14 日三诊：水肿已退，口干，无腰困、吐酸，畏寒减轻。上方加炒鸡内金 9g。3 剂。

1 月后随访，经上述治疗痊愈，未再复发。

辨治思路：本案以温阳利水之基础方真武汤加减治疗，大剂量附子为君药，温肾助阳，化气利水，兼暖脾土，以温运水湿；白术健脾燥湿，茯苓皮、生姜皮增强其利水渗湿的功效，使水邪从小便出；白芍既利小便，行水气，同时也防止附子燥热伤阴。如此标本兼治，则水邪速退。二、三诊则根据具体症状变化，稍有增损，以巩固疗效。

总结分析：水肿的基本病机主要为肺、脾、肾的气化功能失调。本案乃脾肾阳虚、水湿泛溢所致，《素问·至真要大论篇》云"诸湿肿满，皆属于脾"，脾虚运化受损，水湿内停；肾为水脏，主津液，司开阖，肾阳虚衰，气不化水，脾肾俱虚，则水肿更甚。《景岳全书》认为温补脾肾乃治疗水肿之正法。《金匮要略》谓："诸有水者，腰以下肿，当利小便；腰以上肿，当发汗乃愈。"

2. 清阳不升、水湿停聚水肿经典方——苓术芍附汤加减

【方剂组成】茯苓 30g，白术 30g，白芍 12g，制附子（先煎）30g，生姜皮 30g，钩藤（后下）30g。

【方剂来源】经验方。

【经典案例】男，63 岁。初诊日期：1992 年 6 月 7 日。

主诉：头晕，下肢肿 1 年。

现病史：头晕，下肢肿 1 年，曾就诊于当地医院，诊断为"下肢水肿Ⅱ度，高血压，心脏病"。现头晕，下肢水肿，血压：180/90mmHg，超声心动图：左室增大。

辨证：水肿——清阳不升、水湿停聚。

治法：温阳利水，健脾燥湿。

方药：用本方 3 剂。

6 月 10 日二诊：下肢水肿减轻为Ⅰ度。6 月 7 日方加丹参 30g。3 剂。

6 月 14 日三诊：下肢水肿Ⅰ度，头晕，二便可，自觉疲乏。6 月 10 日方加三棱 15g，莪术 15g，炙黄芪 30g。3 剂。

6 月 20 日四诊：水肿基本消退，双下肢关节略肿，

头晕减 30%。6 月 14 日方加川芎 20g，三棱 10g，莪术 10g，葶苈子（布包）20g。3 剂。

6 月 28 日五诊：大便每天 2 次，质稀，浮肿已完全消退，头晕减 50%，饮食好，精神好转。6 月 20 日方加五味子 30g，炒山药 15g。3 剂。

7 月 5 日六诊：右侧脚肿，无心慌、头晕。余好。6 月 28 日方加黄芪 20g，防己 15g。3 剂。

7 月 8 日七诊：症状平稳，脉沉细。舌质红，苔白。继服原方 3 剂。

辨治思路：本患者乃脾失健运，清阳不升，水湿停聚，故以健脾、燥湿、温阳为其治疗大法，先后七诊，虽有加减，然其基本方药未变，水肿渐消。该病为本虚标实，故以补法获效，足见其奇。

3. 肾气不足水肿经典方——肾气丸加减

【方剂组成】熟地黄 12g，炒山药 12g，炙山茱萸 12g，肉桂 9g，制附子（先煎）9g，泽泻 9g，茯苓皮 30g，炒丹皮 10g，炒白术 80g，玄参 20g，桔梗 6g。

【方剂来源】《金匮要略》。

【经典案例】女，55岁。初诊日期：1993年5月23日。

主诉：双下肢水肿2月。

现病史：双下肢水肿，为凹陷性水肿Ⅱ度，大便干，2~3天1行，夜尿频，5次/晚，食之无味，鼻干，鼻衄。

辨证：水肿——肾气不足。

治法：温肾助阳，化气行水。

方药：用本方4剂，愈。

辨治思路：本案之水肿乃肾气虚衰，阳不化气，水湿下聚所致，故予《金匮要略》之肾气丸补肾助阳；大剂量白术燥湿利水，同时可益气健脾；炒丹皮活血祛瘀。患者鼻干、鼻衄，考虑为肾阳久虚，阳损及阴所致，予玄参滋阴清热凉血，桔梗载药上行。

总结分析：水肿是多种疾病的一个症状，是全身气化功能障碍的一种表现。其病因繁杂，病理性质多样，形成本病的机理为肺失通调、脾失转输、肾失开阖。古代医家很早就认识到水肿的发病与脾、肺、肾有关。《素问·水热穴论篇》："勇而劳甚则肾汗出，肾汗出逢于风，内不得入于脏腑，外不得越于皮肤，客于玄府，行于皮里，传为胕肿。"指出水肿其本在肾，其末在肺。《素问·至真要大论篇》曰：

"诸湿肿满，皆属于脾"。对于水肿的治疗《素问·汤液醪醴论篇》提出："平治于权衡，去菀陈莝……开鬼门，洁净府"的治疗原则，张仲景又提出发汗、利尿两大原则："诸有水者，腰以下肿，当利小便；腰以上肿，当发汗乃愈。"严用和将水肿分为阴水、阳水，他倡导温脾暖肾之法，在前人的基础上开创了用补法治疗水肿的治疗方式。《仁斋直指方论·虚肿方论》创用活血利水法治疗瘀血水肿。

（二十六）淋证特效方

1. 肾虚失摄、湿热下注淋证经典方——六味地黄汤加味

【方剂组成】熟地黄、山药各 12g，炙山茱萸、大蓟、小蓟、炒鸡内金各 10g，枸杞子、杜仲、白茅根各 15g，覆盆子、桑螵蛸各 20g，丹皮、泽泻、茯苓、砂仁（后下）各 9g。

【方剂来源】《小儿药证直诀》。

【经典案例】女，70岁。初诊日期：1989年10月9日。

主诉：尿频、尿痛1年余。

现病史：1年前出现尿频、尿痛，用西药治疗不愈。现尿频，尿道刺痛，尿色黄，且夜尿频多，每晚6～7次，大便干稀不调，口中干，手心热，纳食差，腰困痛。舌质偏红，苔薄白腻，脉弦而细。多次尿液细菌培养见金黄色葡萄球菌或大肠杆菌阳性。

辨证：淋证——肾虚失摄、湿热下注。

治法：滋肾固气，清利湿热。

方药：用上方共七诊，计服药45剂，诸症悉平，尿细菌培养结果转阴。

辨治思路：现代医学认为此证乃细菌感染尿道所导致，故以抗生素来治疗该病。然患者之病1年多未愈，可见只考虑杀灭细菌很难治愈该病，现代医学将此病归结于外因，没有综合考虑患者体质，故而不能获全效。蒋老治此病从其内因着手，从患者症状看，患者乃肾虚失于固摄、湿热下注，故而蒋老本着标本兼治之则，滋补肾阴，兼以治标，获得全效。

总结分析：本案再次验证治病必求于本的真言，只治其标，不顾其本，未去其根，故不能获全效，唯以求得疾病之根源，从根源治疗，方可获效，此乃箴言，切记！切记！

2. 湿热下注淋证经典方——龙胆泻肝汤加减

【方剂组成】酒炒龙胆草 10g，焦栀子 10g，炒黄芩 10g，车前子（布包）10g，生地黄 15g，柴胡 9g，泽泻 10g，木通 10g，炙甘草 6g，炒黄柏 10g。

【方剂来源】《医方集解》。

【经典案例】男，63 岁。初诊日期：1992 年 12 月 6 日。

主诉：尿急、尿不尽 10 年。

现病史：尿急，尿不尽，阴茎肿大 10 年，饮食可，口干不苦，喜太息，腰不困。舌质暗红，苔黄白，脉弦。

辨证：淋证——湿热下注。

治法：清热祛湿。

方药：用本方 3 剂，愈。

辨治思路：本案属祖国医学"热淋"的范畴，其主要病机是湿热蕴结下焦，膀胱气化不利，治宜清热利湿。中医四诊合参，本案乃肝胆湿热下注所致，肝经绕阴器，布胁肋，连目系，入巅顶；胆经起于目内眦，布耳前后入耳中，一支入股中，绕阴部，一支布胁肋，湿热循经下注，则为阴肿。湿热下注，膀胱气化失司，故尿急、尿不尽；热邪伤阴，故口干；肝气不疏，故喜太息。

总结分析：方用《医方集解》之龙胆泻肝汤为基础方以清泻肝胆实火，清利肝经湿热。《医宗金鉴·删补名医方论》："龙胆草泻肝胆之火，以柴胡为肝使，以甘草缓肝急，佐以芩、栀、通、泽、车前辈大利前阴，使诸湿热有所从出也。然皆泻肝之品，若使病尽去，恐肝亦伤矣，故又加当归、生地补血以养肝。"此方利中有滋，降中寓升，祛邪而不伤正，泻火而不伐胃，使火降热清，湿浊得利，循经所发诸症皆可相应而愈。

3. 肾气不化淋证经典方——肾气丸加减

【方剂组成】熟地黄、黄柏各10g，炒山药、茯苓皮、泽泻各30g，制附子（先煎）、菟丝子、大蓟、小蓟、炒杜仲、瞿麦、萹蓄各15g，炙山茱萸、肉桂各9g，丹皮6g。

【方剂来源】《金匮要略》。

【经典案例】女，63岁。初诊日期：1990年4月8日。

主诉：尿频、尿急、尿痛道感染 6 年，全身浮肿 1 年。

现病史：尿频、尿急、尿痛 6 年，逢劳累加重，夜尿每晚 3 ~ 4 次，口干且苦，但不思饮，纳食欠佳，大便稀溏，每日 3 ~ 4 次，腰背怕冷，腰酸且痛，腿痛沉重，双踝关节处浮肿。舌质红，苔淡黄而厚，脉两寸弦滑两尺弱。

辨证：淋证——肾不化气、湿热下蕴。

治法：温肾化气，清利下焦。

方药：用上方前后八诊，共服药 52 剂，诸症平复如常人。

辨治思路：本患者较之前患者病程更长，依旧为淋证所困，依旧为肾虚之候，然其有腰背怕冷之症，为肾阳虚衰，不能化气之证，故而以肾气丸加减治之而获效。

4. 心肾两虚、湿热下注淋证经典方——桑螵蛸散加减

【方剂组成】桑螵蛸 30g，党参 15g，茯苓 12g，生龙骨（先煎）30g，炙龟板（先煎）30g，石菖蒲 9g，炙远志 10g，当归 10g，车前草 30g。

【方剂来源】《本草衍义》。

【经典案例】女，68 岁。初诊日期：1992 年 6 月 14 日。

主诉：尿频、尿急、尿痛 3 年。

现病史：尿频、尿急时好时坏，尿白不黄，睡眠可，头晕，口干，血压正常，尿常规正常，尿糖正常，妇科检查正常。舌质红，苔黄白，脉缓。

辨证：淋证——心肾两虚、湿热下注。

治法：调补心肾，利湿通淋。

方药：用本方 3 剂。

6 月 20 日二诊：尿频、尿急、尿痛减 70% ~ 80%，头晕减轻 70%，口苦，无口干。6 月 14 日方加菊花（后下）15g，谷精草 30g，夏枯草 30g，煅磁石（先煎）20g，焦栀子 12g。3 剂。

6 月 28 日三诊：尿频、尿急、尿痛减轻 80%，有少腹下坠感，头晕减轻 30%，口苦减轻。6 月 20 日方去煅磁石、焦栀子。3 剂。

辨治思路：本案之证乃心肾不交、膀胱失约、湿热下注导致的尿频、尿急，且各项检查均正常，以现代医学之思维治疗此病，略显棘手，祖国医学善辨证论治，治以桑螵蛸散为基，复诊期间虽有加减，然其主方未变，治疗大法未改，疗效亦向愈之方向发展。蒋老治淋证之患者甚多，所用方药亦不可胜数，治此病获愈者为多数，其中要旨，即根据不同之证，灵活运用方药，先人所留经典之方，更宜继承，灵活运用，此为学习中医之要也。

总结分析：今人在跟师学习之时，通常注重学习老中医之经验方，在遇到类似病时，往往不假思索就以老中医之经验方下药，殊不知丢了中医最宝贵之精华，即辨证论治。如不辨证，中医何能有效，故奉劝跟师学习者在跟师学习中，一定要注意辨证论治，切不可生搬硬套，唯灵活运用，方可生效。

（二十七）遗精、滑精特效方

1. 阴虚不摄遗精经典方——六味地黄丸加减

【方剂组成】生地黄9g，山药15g，女贞子21g，茯苓6g，泽泻6g，丹皮9g，夜交藤30g，金樱子21g，地骨皮21g。

【方剂来源】《小儿药证直诀》。

【经典案例】男，27岁，未婚。初诊日期：1977年4月30日。

主诉：遗精、腰困2年半。

现病史：上学时手淫引起遗精、腰困，经口服中药治疗后好转。近2年多来加重。每7天遗精1次，伴腰困膝软，全身无力，口干自汗，心烦失眠，尿不尽，脚心时觉寒热。舌边有齿痕，苔薄黄，脉左弦细，右虚弦。

辨证：遗精——阴虚不摄。

西医诊断：神经衰弱。

治法：滋阴固精。

方药：用本方4剂。

5月7日二诊：1周未遗精，腰痛、腿困、无力、睡眠等均好转。守上方再进6剂。

5月24日三诊：经治后半个月遗精1次，诸症改善，坚守原方，继服6剂。

5月30日四诊：未再遗精，症舌脉平复。

辨治思路：《素问·生气通天论篇》云："阴者，藏精而起亟也。"手淫恶习，扰阳动阴，使阴不得蛰藏固密，必然遗精腰困、膝软无力，阴虚不能承阳，势必遗精不已。

总结分析：本案治疗当滋其真阴以承阳，固摄肾水以和阳，阴平阳秘，遗精自止，所谓"治病必求于本"，本者阴阳之谓也。本证未用山茱萸者，恐助火为殃，改添女贞子滋阴补肝肾、夜交藤宁心、金樱子涩精、地骨皮清血热。

2. 肝火妄动遗精经典方——龙胆泻肝汤加减

【方剂组成】夏枯草 15g，黄芩 9g，柴胡 6g，生地黄 9g，车前子（布包）9g，泽泻 9g，木通 9g，当归 9g，菊花（后下）12g，甘草 6g。

【方剂来源】《医方集解》。

【经典案例】男，21 岁，未婚。初诊日期：1978 年 1 月 19 日。

主诉：遗精 1 年。

现病史：每隔 2～3 天即遗精 1 次，量多，夜寐多梦，伴有头晕、眼胀等症状。现症：精神萎靡，头晕，目胀，四肢酸困且凉，口苦，口干不欲饮，食欲减退，二便正常，腰背沉困，疲劳乏力。舌质淡红，舌苔薄白而燥，脉沉弦略数。

辨证：遗精——肝火妄动。

西医诊断：神经衰弱。

治法：清肝泻火。

方药：用本方 2 剂。

1月26日二诊：诸症见轻。遗精次数减少，尿频、尿急。舌苔薄黄，脉弦细。查尿常规：尿蛋白（＋），余无明显异常。照上方加川续断 15g。4 剂。

2月17日三诊：经治后，28 天来共遗精 5 次，平均 5~6 天 1 次，每次量少，尿频、尿急减少，查尿常规：尿蛋白微量，仍夜寐梦多。照上方加生龙骨（先煎）、生牡蛎（先煎）各 15g，芡实 9g。4 剂。

3月18日四诊：遗精减少 80%，唯腹胀梦多。照一诊方加白蔻仁 9g、生龙齿（先煎）15g、珍珠母（先煎）15g。4 剂。

3月28日五诊：近 10 天未遗精，无梦，症舌脉平平。照上方继服 4 剂。

辨治思路：精之源为五脏，精之藏在于肾，精之动在于心，精之疏泄在于肝。今肝火旺盛，湿热熏蒸精室，致使精失封藏，遗精乃作。

总结分析：龙胆泻肝汤，清泻肝经湿热，用夏枯草易龙胆草者，嫌龙胆草过于苦寒碍胃，代之以功力稍逊之夏枯草。治疗中或加川续断补肾固精，或加生龙骨、生牡蛎、生龙齿、珍珠母以镇心安神、镇肝缓泄，或加芡实以健脾涩精，或加白蔻仁温胃护胃。总之，宜体现"方中有药，药中有方""药证相当，药随证变"的原则，才会事半功倍。

3. 阴亏火旺、肾虚不固滑精经典方——知柏地黄丸加减

【方剂组成】知母9g，黄柏9g，生地黄9g，泽泻3g，地骨皮15g，党参9g，金樱子21g，莲须21g，菊花（后下）15g，生龙骨（先煎）、生牡蛎（先煎）各30g。

【方剂来源】《医宗金鉴》。

【经典案例】男，51岁。初诊日期：1976年3月4日。

主诉：滑精、腰困10年余。

现病史：滑精、腰困10年余。曾服六味地黄丸60丸暂时有效，注射胎盘组织液80支无效，连服全鹿丸（2丸/天）8个月无效。现滑精颇重，腰困头晕，口干渴，口苦，手心发热。疲乏无力，二便正常，经常服镇静类西药，睡眠仍不好。舌质较红，少苔，脉弦。有支气管炎、胃炎病史，

143

不能吃凉食，虽伏天仍然不敢食生冷食物。

辨证：滑精——阴亏火旺、肾虚不固。

西医诊断：精阜炎。

治法：滋阴泻火，固肾涩精。

方药：用本方改汤化裁2剂。

3月11日二诊：上方服2剂，症如上述，胃部不适。照上方加炙黄芪21g。4剂。

3月17日三诊：诸症见减。效不更方。4剂。

3月23日四诊：滑精减30%，腰困减轻20%。仍守方。6剂。

4月15日五诊：滑精、腰困、乏精神等均减50%以上，余症亦相应减轻，改知柏地黄丸缓调2个月痊愈。

辨治思路：本案之滑精是阴亏有火，服六味地黄丸能滋阴，但不泻火，故有小效。用胎盘组织液及全鹿丸治疗，不仅无效，而且南辕北辙，离正道愈来愈远，火上浇油，阴愈调，火愈炽，病深矣！蒋老接诊后，详细四诊，全面辨证，认为此病为阴亏火旺证，予知柏地黄丸改汤叠进，疗效日著。一诊方去茯苓、山药、山茱萸者，恐助火为殃；地骨皮易丹皮去虚火尤胜；加党参者，阴亏久亦伤气；加金樱子、莲须、生龙骨、生牡蛎者，旨在涩精镇心平肝；加菊花者，清肝息风止晕。二诊中加炙黄芪者，增强固摄之权。共服 16 剂，病情改善过半，乃改知柏地黄丸缓调 2 个月获愈。十年痼疾愈，可谓幸也。

总结分析：医生治急性病贵在变，治慢性病贵在守。但急性病也有守者，慢性病也有变者。总之，根据临床实际，当变即变，不变无异于守株待兔；当守即守，不守便成朝令夕改，都不会有好结果。另外，要对患者加以疏导，使其不要胡思乱想，有手淫恶习者，更要说明其危害性；患者在治疗时要配合医生，坚持治疗，不要有任何思想负担，一定要树立战胜疾病的信心，医患相得，才会取得成功。

（二十八）阳痿特效方

1. 肾阳虚衰阳痿经典方——肾气丸加减

【方剂组成】熟地黄 12g，山药 30g，女贞子 30g，丹皮 9g，茯苓 3g，泽泻 3g，肉桂 9g，制附子（先煎）12g，金樱子 12g，白芍 9g。

【方剂来源】《金匮要略》。

【经典案例】男，30 岁。初诊日期：1974 年 3 月 23 日。

主诉：阳痿 5 年。

现病史：5 年前出现阳痿伴有早泄、滑精、乏精神、腰痛等症状。曾经中西医治疗无效。现症：精神不佳，疲乏无力，腰膝酸软，纳食乏味，腹痛，烧心，小便频数，大便数日 1 行。舌质红，苔薄白，脉弦尺弱。

辨证：阳痿——肾阳虚衰。

西医诊断：性神经衰弱。

治疗：温补肾阳。

方药：肾气丸改汤加减。2 剂。

3 月 28 日二诊：服上方 2 剂，自感腹部较前舒适，下午仍没精神。照上方加炙黄芪 30g，仙灵脾 15g，炒地龙 1.5g。4 剂。

4 月 8 日三诊：服上方 4 剂，精神、脸色及阳痿好转，腹中绞痛。照上方加干姜 9g。4 剂。

4 月 23 日四诊：服上方 4 剂，大便仍干，余同上。照上方加火麻仁 30g。

5月16日五诊：上方服8剂，阳痿好50%以上，余症亦相应改善。守上方，治愈为止。治疗期间必须注意清心寡欲，持满护精。

辨治思路：本案为肾阳虚衰引起的阳痿，用肾气丸振奋肾阳，肾阳一复，诸症消失。

总结分析：治疗中用药要注意滋而不腻，温而不燥。本方去酸涩之山茱萸，用女贞子代替以增强补肝肾之功；重用附、桂而增强温补之力；金樱子固精缩尿；白芍缓中止痛。

2. 脾肾两虚阳痿特效方——脾肾双补汤

【方剂组成】熟地黄 12g，仙灵脾 21g，山药 30g，五味子 9g，炙黄芪 15g，炒地龙 1.5g。

【方剂来源】经验方。

【经典案例】男，49岁。初诊日期：1976年4月12日。

主诉：阳痿1年多。

现病史：1975年即有此病，但程度尚轻未理睬，1976年来，病日重一日，故来求治。现症：阳痿严重，口干苦，纳食可，两腿沉重无力。舌质淡红，苔白略黄，脉沉细弱。

辨证：阳痿——脾肾两虚。

西医诊断：性神经衰弱。

治法：脾肾双补。

方药：用本方2剂。

4月17日二诊：阳痿略好转，照上方继服4剂。

4月22日三诊：阳痿减轻50%以上，守上方4剂。

辨治思路：本案辨为脾肾两虚，治当脾肾双补，令脾胃强盛，诸脏得荫，肾脏强壮，阳痿即平，服10剂，果真收到良好效果。

总结分析：肾为"先天之本"，主水，主藏精，主生殖，主二便……如房事不节，作强过度，皆能伤肾致病，或腰痛膝软，或阳痿早泄，或夜旋溺，或大便干秘，或健忘脑鸣……不一而足。脾为"后天之本"，司运化，散精微，濡脏腑，主四肢……若劳倦过度，饮食不节，过食生冷辛辣，过思损脾，都可引起脾病，或膀胱痞胀满，或食后不化，或四肢倦怠，或面黄肌瘦，或气短乏力……诸症蜂起。

3. 肝肾两亏阳痿特效方——培补肝肾汤

【方剂组成】炒杜仲15g，桑寄生30g，当归9g，炙黄芪30g，川续断30g，枸杞子30g，仙灵脾30g，炒地龙1.5g。

【方剂来源】经验方。

【经典案例】男，46岁。初诊日期：1973年9月22日。

主诉：阳痿8月。

现病史：8个月前因针"石穴门"过深而出现阳痿。

现症：阳痿，无法进行房事，腰酸困。两尺脉弱。

辨证：阳痿——肝肾两亏。

西医诊断：性神经衰弱。

治法：肝肾双补。

方药：用本方2剂。

9月29日二诊：服上方2剂即有效。照上方继服8剂。

12月6日三诊：服上方8剂，阳痿减轻，仍然腰困。照上方加熟地黄12g，菟丝子12g，山药30g。4剂。

12月12日四诊：服上方4剂，诸症减轻。照上方加巴戟天15g，肉苁蓉15g，阳起石9g。4剂。

1974年1月15日五诊：服上方8剂，阳痿好转40%以上，余症亦相应改善。守上方。

辨治思路：本案为肝肾两亏之证，针对其证治疗，收效甚捷，但要根治，还得守方治疗，才能收全功。

总结分析：阳痿指成年男子性交时，由于阴茎痿软不举，或举而不坚，或坚而不久，无法进行正常性生活的病证。其病因有禀赋不足、劳伤久病，或七情失调、过食肥甘、湿热内侵等。基本病理变化为肝、肾、心、脾受损，经络空虚，或经络失畅，导致宗筋失养。临床辨证，应辨病情之虚实，病损之脏腑。实证当疏利，虚证当补益。根据本病的临床特点，西医学中各种功能及器质性疾病造成的阳痿，均可辨证论治。

4. 肾阴亏虚、心肝有火阳痿经典方——知柏地黄汤加减

【方剂组成】知母9g，黄柏9g，生地黄、熟地黄各9g，女贞子15g，丹皮9g，茯苓3g，泽泻3g，山药30g，五味子9g，五倍子9g，莲子心9g，当归9g，白芍9g，焦三仙各9g。

【方剂来源】《医宗金鉴》。

【经典案例】男，26岁。初诊日期：1979年11月19日。

主诉：阳痿、早泄10个月。

现病史：每1～2天遗精1次，失眠，心慌，纳食不佳，口干苦，精神不好，阴囊潮湿。舌质红，苔黄白，脉弦细数。

辨证：阳痿——肾阴亏虚、心肝有火。

西医诊断：性神经衰弱。

治法：补肾滋阴，清心肝火。

方药：用本方6剂。

11月26日二诊：精神好转，纳眠一般，心慌减轻。照上方加莲须10g。6剂。

12月3日三诊：睡眠由5小时/晚增至7小时/晚，早泄好转。照首诊方加莲须15g、煅牡蛎（先煎）30g。4剂。

12月17日四诊：上方服4剂，诸症好转，未再遗精，照上方继服4剂。

辨治思路：早泄往往是阳痿的前奏，早泄不久即出现阳痿，两者程度有所不同，但本质上基本相同。本案既有早泄，又有阳痿，辨证所得，为肾阴亏虚、心肝有火，针对治疗，即能收到一定效果，但要根治，尚需时日，后未再随访。

总结分析：肾藏阴阳水火，乃人体生命之源，性命赖此维系，其中阳（气）贵蛰，阴（精）贵充，火贵潜，水贵蒸，如此则健康长寿。阳痿一证，多由砍伐太过引起。而临床辨证所见，或为肾阴虚，或为肾阳虚，或为肾阴阳两虚（应细辨孰多孰少），或肝虚，或肝经湿热，或肝肾两亏，或脾肾双亏……要辨证论治，不能一见阳痿，便认为是肾阳虚，而径投大剂壮阳、补火之剂，如鹿茸、鹿角胶、海马、海龙、紫河车、驴肾、狗肾、马肾、虎肾、豹肾等，以迎合病人心理，这是不对的。

（二十九）尿血特效方

心肝郁火、下移小肠尿血经典方——柴胡疏肝散合导赤散加减

【方剂组成】柴胡 9g，白芍 12g，茯苓 9g，甘草梢 6g，生地黄 12g，木通 9g，淡竹叶 9g，当归 9g，丹皮 9g，青皮 4.5g。

【方剂来源】《景岳全书》《小儿药证直诀》。

【经典案例】女，27 岁。初诊日期：1964 年 3 月 27 日。

主诉：尿血 2 天。

现病史：2 天前出现尿血，尿时有热烫感，尿前后作痛，尿色黄、混浊，身背或怕冷或发热。覆被不出汗，腰及下肢酸困，口不干苦，胃纳不好，大便尚可，两颧红。舌质红，少苔，脉细数，左脉略弦。近曾与亲属吵架生气。尿常规：尿蛋白微量，红细胞（+++），白细胞（+），上皮细胞（−），管型（−）。

辨证：尿血——心肝郁火，下移小肠。

西医诊断：泌尿系统感染。

治法：疏肝解郁，清心导赤。

方药：用本方1剂。

3月28日二诊：小便已无血，但痛甚，尿色黄，身往来寒热，口苦乏味，不欲食，大便干。舌质红，脉沉弦。柴胡9g，当归6g，白芍18g，薄荷6g，茯苓18g，生地黄18g，白术9g，生姜9g，木通9g，甘草6g，淡竹叶9g，白茅根15g。2剂。

3月31日三诊：尿痛白天减轻，晚上仍痛，身寒热好转，不欲食，尿不黄，大便干，头痛且晕，乏力。舌质红，脉沉弦。查尿常规：尿蛋白（+），红细胞0～2个，白细胞（++），上皮细胞（+）。调整方药：当归9g，白芍9g，薄荷9g，茯苓15g，柴胡6g，白术6g，甘草6g，木通9g，竹叶9g，生地黄18g，乌药6g，萆薢9g。2剂。

5月6日随访，药后症舌脉平平，尿常规检查无异常，获痊愈。

辨治思路：本案服一诊方1剂，虽无血尿，但尿痛甚而脉弦，改用逍遥散合导赤散加减。服2剂症减，但晚上仍尿痛，三诊时加强滋阴通淋之功，2剂症平，先后煎服5剂而愈。

总结分析：本病多由肾阴亏虚、肝郁气滞、心移热小肠引起，六味地黄汤、柴胡疏肝散、逍遥散、芍药甘草汤、导赤散等为临床治本病的常用方剂。此病还有一特点，极易迁延不愈，反复发作，甚至有酿成尿毒症的可能而造成严重后果，因此要向患者普及此病的相关知识和特点，加强患者重视程度。要彻底治愈，免遗后患。

（三十）脂肪肝特效方

痰湿内生、肝郁痰扰脂肪肝特效方——乌楂饮

【方剂组成】山楂60g，制何首乌30g，茯苓15g，丹

参 15g，泽泻 12g，草决明（炒打碎）20g，炙远志 10g，郁金 12g，麦冬 9g，醋鳖甲（先煎）20g。

【方剂来源】经验方。

【经典案例】女，48 岁。初诊日期：1992 年 6 月 7 日。

主诉：脂肪肝 9 月。

现病史：去年 8 月体检发现脂肪肝。舌质红，苔白，脉弦。

辨证：脂肪肝——痰湿内生、肝郁痰扰。

治法：祛痰降脂，疏肝解郁。

方药：用本方 7 剂。

6 月 21 日二诊：服上药 7 剂，照上方服完后，做 B 超示脂肪肝消失。

辨治思路：脂肪肝乃现代医学之病名，中医对此病之病因有深刻的认识，其病机为肝、脾、肾三脏功能失调致使痰饮、水湿内生，聚积于肝脏，本质为本虚标实。蒋老治此病，以治标为主，以中药祛痰降脂而获效。

总结分析：今时之人，营养充实，犯脂肪肝之频率增多，此病虽治之有效，但要除根，需从预防着手。今时之人，营养充盛，若饮食不节，极易患此疾，唐代医家孙思邈曰：

"厨膳勿使脯肉丰盈,当令俭约为佳"。故无论常人或病人,饮食宜少食油脂之物,《内经》云:"未病先防",此之谓也。

(三十一)肥胖特效方

痰热蕴结肥胖特效方——决明楂泽饮

【方剂组成】草决明(炒打碎)24g,泽泻12g,山楂12g。

【方剂来源】经验方。

【经典案例】女,23岁。初诊日期:1976年3月12日。

主诉:发胖1年。

现病史:近1年来身体明显发胖,无其他临床症状,3月11日查血脂:总胆固醇4.5mmol/L,甘油三酯2.7mmol/L,β-脂蛋白14.2mmol/L;血压:124/70mmHg;身高:146cm;体重52kg,标准体重应为41.4kg,超重10.6kg,占实际体重20.38%。

辨证：肥胖——痰热蕴结。

西医诊断：轻度肥胖症，高脂血症。

治法：降脂减肥。

方药：用本方开水泡，当茶饮，每日 1 剂。

4 月 22 日二诊：服上方 30 剂，体形恢复正常。复查血脂：总胆固醇 5.02mmol/L，甘油三酯 0.79mmol/L，β-脂蛋白 7.44mmol/L。

辨治思路：本例的病因不明，用简易的中药疗法获良效。方中的草决明清热通便，清肝明目，降脂去肥；山楂化食滞，消肉积，散瘀血，降血脂，减肥胖；泽泻利水湿，又降脂。三药经动物实验，均有降脂减肥的作用，用之泡茶饮，简便易行，便于坚持，容易被患者接受。而且药味酸甜微苦，可口宜人，便于推广应用。

总结分析：《灵枢·卫气失常》将此病分"肥""膏""肉"三种类型。至于肥人形成的原因有五：一是先天禀赋问题；二是过食肥甘；三是运动过少；四是年老体弱；五是情志所伤。现代医学认为某些疾病如高血压、冠心病等可致肥胖。治疗肥胖，应采取针对性措施，如饮食习惯不良，应积极改正；缺乏运动就积极参加体育锻炼；因患某些疾病而致肥胖者，应积极治疗原发病。

（三十二）胆囊炎特效方

肝胆气虚、气血瘀阻胆囊炎特效方——补肝益胆汤

【方剂组成】炙黄芪 20g，龙眼肉 20g，党参 15g，炙远志 20g，柴胡 10g，炒白芍 10g，枳实 9g，三棱 30g，莪术 30g，炙甘草 6g，延胡索 20g，川楝子 10g，焦栀子 15g，炒鸡内金 15g，夏枯草 30g，醋鳖甲（先煎）20g，砂仁（后下）10g。

【方剂来源】经验方。

【经典案例】女，36 岁。初诊日期：1992 年 9 月 6 日。

主诉：右胁、右肩背部痛 10 余年。

现病史：右胁痛、右肩背困痛 10 余年，伴心慌，气短，脘胀，大便正常，体重下降。有胆囊炎病史。

辨证：胆囊炎——肝胆气虚、气血瘀阻。

治法：补益肝胆，活血散瘀。

方药：用本方 7 剂。

9 月 20 日二诊：右胁痛，心慌失眠，气短减轻，嗳气。照上方加田三七（研面冲服）9g，柏子仁 60g，生地黄 15g，夜交藤 30g，合欢花 30g。10 剂。

10 月 11 日三诊：右胁闷痛，眠好，心慌少，气短减轻，嗳气。照 9 月 20 日方继服 5 剂。

10 月 28 日四诊：右胁痛，心慌，眼干涩。调整方药：当归 10g，白芍 10g，枸杞子 20g，炙远志 10g，延胡索 20g，川楝子 20g，炙甘草 6g，菊花（后下）12g。6 剂。

11 月 4 日五诊：右胁未痛，心慌、眼干涩缓解，头晕。舌质红，苔白，脉沉细。调方为：当归 10g，炒白芍 10g，枸杞子 40g，炙远志 10g，延胡索 20g，川楝子 20g，炙甘草 6g，菊花（后下）12g，龙眼肉 20g，天麻 12g，炒鸡内金 12g。4 剂。

11 月 15 日六诊：胆囊区隐痛，心慌，气不短，失眠，心不安，头晕症状消失，饮食好。调方为：炒白术 10g，党参 12g，炙黄芪 15g，龙眼肉 20g，当归 9g，炙甘草 6g，茯神 9g，生龙骨（先煎）、生牡蛎（先煎）各 20g，炙远志 15g，炒枣仁（捣）30g，木香（后下）6g，延胡索 15g，川楝子 15g。3 剂。

11 月 25 日七诊：心慌减轻，胆囊痛减轻，饮食好，头眼眶痛连脑，余症消失，照上方加炒枣仁（捣）30g、木香（后下）3g、夜交藤 15g，去柏子仁。3 剂。

12 月 2 日八诊：服炒枣仁心慌。调方为：炒白术 10g，党参 12g，炙黄芪 15g，龙眼肉 20g，当归 9g，炙甘草 6g，茯神 9g，生龙骨（先煎）、生牡蛎（先煎）各 20g，炙远志 15g，炒枣仁（捣）60g，木香（后下）6g，龙眼肉 15g，柏子仁 30g，枸杞子 20g，胆南星 15g，夜交藤 30g，合欢花 30g。3 剂。

辨治思路：本患者因肝胆虚弱，致使肝经气血瘀阻，出现诸症，且患病多年，故而治疗以补虚为主，兼以化瘀。

总结分析：《内经》云："凡十一藏取决于胆也"。可见胆在五脏六腑中的重要地位。本案前后共八诊，诸症减轻。然此症患者迁延不愈，耽搁多年，病邪根深，故在治疗上时常有反复。在治疗过程中已向患者告知此病之特点，鼓励患者积极治疗，规律治疗。与此同时，嘱患者忌食油腻食物，唯此，该病方能消除，以绝后患。

（三十三）癫狂特效方

1. 痰迷心窍癫狂特效方——遂戟栀豉汤、温胆汤合白金丸加减

【方剂组成】（1）甘遂 6g，大戟 6g，郁金 12g，栀子 9g，淡豆豉 9g。共研细粉，过细筛，等分为 6 包，每天服 3 次，每次开水送下 1 包。2 天内服完。

（2）法半夏 9g，陈皮 6g，茯苓 9g，竹茹 9g，枳实 3g，生铁落（煎水，澄清，用此水泡上药煎）15g，炙远志 9g，生龙骨（先煎）、生牡蛎（先煎）各 30g，炒枣仁（捣）9g，生明矾（研粉装胶囊分次吞服）6g，郁金 9g。

【方剂来源】经验方、《千金要方》《外科全生集·马氏试验秘方》。

【经典案例】女，39 岁。初诊日期：1972 年 6 月 26 日。

主诉：胡思乱想 8 年，加重 20 天。

现病史：1965 年发病，于某院诊断为"妄想型精神分裂症"，行电休克 10 次，胰岛素休克 50 次治疗后缓解 1 年多。这次是第 5 次大发作，已 20 多天。现症：思想不能由自己控制，终日胡思乱想，睡眠不好，梦多，心里害怕，纳食一般，口干且苦，大便干秘，数日 1 行。舌质红，苔白，前部剥苔，脉弦滑。

辨证：癫狂——痰迷心窍。

西医诊断：妄想型精神分裂症。

治法：先予逐痰开窍，继予安神定志。

方药：用（1）（2）方各 2 剂。

7 月 10 日二诊：经上述治疗，患者情况稍好转，照上述方（2）改枳实 4.5g，加琥珀（研面冲服）9g、生姜 3 片、甘草 6g，去生明矾、郁金。煎服法同上。3 剂。

7 月 14 日三诊：上方服 3 剂，胡思乱想减少，食睡好，口干苦除，大便仍干，数日 1 行，耳中痒。舌质红，苔淡黄白，前部已生苔，脉弦滑。照上方继服 4 剂。另加清宁丸 4 袋，分次服。

7 月 19 日四诊：上方服 4 剂，不再胡思乱想，大便不干，诸症消失。照 7 月 10 日方继服 4 剂。

7月25日五诊：服上方4剂，唯余疲乏，余症消失，照上方加人参4.5g。2剂。

7月29日六诊：上方服2剂，昨天说胡话，打人，咬人，大便未解。新拟方：大黄（后下）9g，芒硝（冲）9g，枳实9g，厚朴9g，生铁落（煎水，澄清，用此水泡上药煎）30g，石菖蒲9g，炙远志9g，生龙骨（先煎）、生牡蛎（先煎）各30g，竹沥膏（分次冲服）1瓶。2剂。

7月31日七诊：上方服2剂，能睡能食，能正确回答问题，照7月10日方加竹沥膏（分次冲服）1瓶，大黄（后下）3g。2剂。

8月2日八诊：上方服2剂，一切尚好，照七诊方去竹茹，加醋香附15g。

8月4日九诊：症舌脉平平，照上方4剂，携方出院调理。

1974年随访，病愈未再发。

辨治思路：癫狂多为痰气郁结而致，故治疗当以荡涤痰浊为首务。先予遂戟栀豉汤峻逐其痰浊，并理气解郁，次用温胆汤合白金丸加减清热化痰、安神定志、豁痰坠痰。

总结分析：本案首诊用方要求2天服完，实际8天才服完，第二诊方3天服完，基本达到预期效果。二诊时用方适当调整，再服3剂，胡思乱想即消失，又予之4剂，唯觉疲乏，即加人参4.5g。六诊出现打人、咬人，大便数日不解，疑人参施之太早，益痰邪张，予大承气汤加味，以泻火、逐痰、开窍为法，以杀邪势。又历三诊，诸症悉平。2年多后随访病愈。

2. 痰热扰心癫狂经典方——栀子豉汤加味

【方剂组成】栀子9g，淡豆豉9g，黄连6g，炙远志9g，龙眼肉15g，生龙骨（先煎）、生牡蛎（先煎）各15g，炒枣仁（捣）21g，夜交藤30g，合欢花15g。

【方剂来源】《伤寒论》。

【经典案例】女，21岁。初诊日期：1977年12月12日。

主诉：精神失常6年。

现病史：6年前出现精神失常，经某精神病医院诊断为"精神分裂症"。经用氯丙嗪、奋乃静等药物治疗稍缓解。现症：思想不能由自己控制，头脑中胡思乱想，语无伦次，自感欲打架、坐不住、心里烦，不吃不喝，手心发热，经期症状加重。舌质红，苔薄白，脉弦滑，左寸无力。妊娠5个月。

辨证：癫狂——痰热扰心。

西医诊断：精神分裂症。

治法：清心安神，镇心定志。

方药：用本方6剂。

12月31日二诊：睡眠好，思想能由自己控制。照上方加柏子仁12g，茯神木12g。16剂。

1978年3月23日三诊：精神状况良好，2个月未发作，便干。照上方去炒枣仁，加菊花（后下）15g、火麻仁15g。4剂。

2年多后随访，患者自诉经上述治疗，病愈未再患，顺产一男婴，母子平安。

辨治思路：癫狂多为七情内伤所致，是一种神志失常性疾病，其病理因素多为痰浊，癫证多属痰气郁结，狂证多属痰火为患，二者可以在一定条件下相互转化。

总结分析：本案为轻证患者，口服西药治疗对婴儿生长发育有诸多不利，改用中药治疗，26剂而病愈，且顺产一男婴，母子平安无恙，可喜。患癫狂又妊娠者，非必须终止妊娠，要看条件，权衡利弊，而后决定。总之，要一切为患者着想。

（三十四）癫痫特效方

1. 痰结气滞、肝风痰浊癫痫经典方——十枣汤加减

【方剂组成】芫花 4.5g，甘遂 4.5g，大戟 4.5g，郁金 9g，全蝎 6g。共研细粉，过细筛，等分 12 包，每天早、中、晚空腹各服 1 包，白开水送下。

【方剂来源】《伤寒论》。

【经典案例】男，33 岁，工人。初诊日期：1973 年 10 月 10 日。

主诉：癫痫 8 年余。

现病史：患者自诉于 1965 年 10 月某晚睡中突然发病，抽搐，口吐白沫，尿床，历 3 分钟方醒，此后 1 个月，又大发作数次，甚至每天大发作数次。1971 年查脑电图，结果示：中度异常。某医院神经科诊为"原发性癫痫"，予苯妥英钠、苯巴比妥、利眠宁等药，仍不能控制其大发作，

并出现记忆力下降、反应迟钝，故请中医治疗。现症：癫痫每逢心情不愉快、劳累即发作。大发作多在晚上，白天偶有大发作，历时 2 ～ 3 分钟；小发作主要在白天，每次不到半分钟。平时咽中有痰，咯吐白色黏痰，纳食尚可，烧心，口干不苦，尿黄便干，心慌，睡眠多梦，脾气急躁，记忆力明显减退，面色黄而不泽。舌质红，有齿痕，苔薄白，脉弦滑无力。

辨证：癫痫——痰结气滞、肝风痰浊。

西医诊断：原发性癫痫。

治法：攻逐痰水，息风定痫。

方药：用本方服 3 天。

10 月 15 日二诊：10 月 11 日开始服药，至 10 月 13 日共服药粉 9 包，药后泄泻，每日 6 ～ 8 次，药尽后拉黏白沫 5 ～ 6 次。改服下方：《医学心悟》定痫丸：天麻 30g，川贝母 30g，胆南星 15g，法半夏 30g，陈皮 21g，茯苓 30g，茯神 30g，丹参 60g，麦冬 60g，石菖蒲 15g，炙远志 21g，全蝎（研面冲服）15g，僵蚕 15g，琥珀（研面冲服）15g，朱砂 9g，竹沥膏 2 瓶，甘草 12g，人参 9g，生姜汁 30ml。

制丸法：（1）除甘草、竹沥膏、生姜汁、朱砂外，余药共研细粉，过细筛。朱砂另研粉，过细筛，备用。

（2）将甘草熬成膏，快成膏时，将竹沥膏、生姜汁加入。将此膏与上述诸药粉充分拌匀后作丸，每丸3g，朱砂为衣，每日早服1丸，晚服2丸，开水送服。

11月3日三诊：诸凡良好，丸药按上述医嘱服用。并加服养血归脾丸3盒。

1974年1月5日随访，经上述治疗，癫痫发作次数及程度明显减轻。嘱患者继续服定痫丸除根。

辨治思路：《内经》首先记载了"癫疾"的病名，认为本病的发病和先天因素有关。隋代巢元方《诸病源候论》描述了此病的临床特点，认识到这是一种发作性的神志失常的疾患。元代朱丹溪认为痫证的发病，与痰浊关系密切。清代李用粹《证治汇补》将此病分为阴痫、阳痫两大类。痫证（现亦称"癫痫"）与西医所称的"癫痫"基本相同，无论是原发性或继发性癫痫，均可按中医对痫证的辨治方法论治。痫证特定的临床表现有神志异常和肢体抽搐。因病情有轻重的不同，发作表现也有不同，一般发作时间短暂、间歇时间长的患者病情较轻，但痫证均具有起病急、发作时间短暂和反复发作的特点。本病在休止期仍有一定的临床症状。辨治时，发作期和休止期应区别处理。休止期治宜标本兼顾，当以扶正培元为本，豁痰降火为标。发作期分阳痫和阴痫两类，治疗以息风化痰、开窍镇惊为主。本证辨为阳痫，治宜清化痰热、息风定痫，主方选用《医学心悟》定痫丸。

　　总结分析：痫乃顽难杂症之一，本例经大毒重剂攻伐，又经定痫丸调理，发作次数减少，发作程度明显减轻，但还未根治，需进一步研究。从临床实践看，痫证控制发作尚易，根除较难，因而休止期的调理尤为重要。治疗不可一味祛风涤痰，要明确病位，审察气血阴阳的偏盛偏衰，予以调治。痫证患者应避免遭受精神刺激，保持乐观情绪，生活规律化，以利于治疗。

2. 寒痰蒙窍、肝风内动癫痫经典方——二陈汤加味

　　【方剂组成】法半夏 6g，陈皮 6g，茯苓 6g，炙甘草 3g，钩藤（后下）15g，蝉蜕 9g，焦三仙各 6g，生龙骨（先煎）、生牡蛎（先煎）各 6g。

　　【方剂来源】《太平惠民和剂局方》。

【经典案例】男，5岁。初诊日期：1974年4月24日。

主诉：睡眠中抽搐1年余。

现病史：睡眠中抽搐1年余，经某医院确诊为"癫痫"，予以抗癫痫药物治疗无效，故求治中医。现每隔数天至数月发作1次，多在晚上，发则口吐白沫，两目上视，四肢抽搐、挛急，两手握固，牙关紧闭，无啼叫，或啼叫声音微小，发作一般历时5～10分钟，严重时经1小时方苏醒，不发时如常人，尿少且频。舌质淡，苔白腻，脉沉迟。

辨证：癫痫——寒痰蒙窍、肝风内动。

西医诊断：癫痫。

治法：温阳涤痰，息风定痫。

方药：用本方2剂。

7月17日二诊：上方服2剂，药后曾小发作4次，照上方加郁金6g，生明矾（研粉装胶囊分次吞服）3g。4剂。

7月24日三诊：上方服4剂，尿少而频减轻。守上方4剂。

1975年4月7日随访，1974年7月24日后，癫痫未再发作。

辨治思路：癫痫为常见顽难症之一，分原发与继发两种，本例系原发。从中医学的角度看，本病多系痰阻脑络、肝风内动引发，故治疗一以化痰通络，一以平肝息风。

总结分析：本案患者属阴痫证，常在夜间发病。症见尿少且频，抽搐，口吐涎沫，无啼叫，或啼叫声音微小，两手握固，牙关紧闭。舌质淡，苔白腻，脉沉迟。治宜温阳涤痰、息风定痫，常用二陈汤加味。

方中二陈汤燥湿化痰、理气和中，钩藤、蝉蜕平肝息风，生龙骨、生牡蛎镇心安神，焦三仙助胃化食。二诊时更加白金丸（《外科全生集·马氏试验方》）以豁痰安神。药证相当，宜乎病愈。

3. 痰热腑实癫痫经典方——小承气汤合白金丸加减

【方剂组成】大黄9g，煨甘遂1.5g，黄连9g，郁金10g，生明矾（研粉装胶囊分次吞服）12g，全蝎（研粉装胶囊分次吞服）3g，石菖蒲6g。

【方剂来源】《伤寒论》《外科全生集·马氏试验方》。

【经典案例】女，12岁。初诊日期：1973年3月1日。

主诉：间断性抽搐11年余。

现病史：出生7个月时突发抽搐，间断发作至今，经

171

多个省级医院确诊为"癫痫"，曾长期大量服西药镇静剂治疗无效，因此求中医治疗。现症：每晚睡眠时抽搐2次，程度颇重，手脚拘挛，或口吐白血沫，或眼上视。由于长期患病，致神志迟钝，近来精神萎靡不振，舌僵不语，或只能说两个字的简单语言，乱跑不听话，纳食不好，口干且渴，大便干秘，2～3天1行，尿黄，进食及二便等生活事情不能自理，面色萎黄不泽。舌质红，苔淡黄，脉沉细弦。膝腱反射亢进，肱二头肌、肱三头肌反射增强，巴宾斯基征（±），陶瑟氏征（-）。

辨证：癫痫——痰热腑实。

西医诊断：癫痫。

治法：攻逐痰热，荡涤腑实。

方药：用本方治疗。选上药除生明矾外共研细粉，过细筛，等分成6包，每天早、中、晚空腹各服1包，2天服完。每服用竹沥膏9g，开水冲，送上述粉剂。停用其他药物。

4月17日二诊：服上方2天未泻，口渴，纳食可，大便干，3～4天1行，仍晚上抽搐。新拟方：大黄12g，番泻叶9g，枳实6g，煨甘遂3g，竹茹12g，竹沥膏（分次冲服）2瓶。

4月26日三诊：服上方第1剂未泻，第2剂泻4～5次/天，抽搐减轻，不乱跑。舌质红，苔灰黄白腻，脉滑。照上方，大黄改另包后下，加芒硝（冲）9g，草决明（炒打碎）30g，生铁落（煎水，澄清，用此水泡上药煎）15g。

4月29日四诊：服上方4剂，大便泻出暗红色糊状便，每日数次，抽搐明显减轻，能听话，生活能自理，流黄稠鼻涕。舌质红，苔白，脉沉细。改用调理之剂。用《时方歌括》香砂六君子汤加味：党参9g，白术9g，茯苓9g，法半夏9g，陈皮6g，木香（后下）6g，砂仁（后下）6g，炙甘草6g，炒黄芩9g，全蝎（研面冲服）3g，钩藤（后下）9g。每2天服1剂。10剂。

1976年4月30日随访，经治后，已3年未患病，一切如常人。

辨治思路：痫乃痰气之疾，痰气郁久，必化热动风，抽搐由作；风鼓痰热，灼津烁液，故口渴、便干、尿黄；痰热迷蒙心脑，必致迟钝……故采取攻逐痰热、荡涤腑实之治法，一举而痰热除、腑实去，其抽搐、口渴、尿黄、便干等症状一扫而光。

总结分析：本案仅服 8 剂，症舌脉平复，后用调理方 10 剂善后而安。3 年后随访痊愈。10 年沉疴一朝除，可谓中华医药博大精深，其中医理亦甚精妙！

4. 湿阻痰聚、肝气郁结癫痫经典方——二陈汤加味

【方剂组成】法半夏 9g，陈皮 6g，茯苓 9g，枳实 9g，竹茹 12g，炙甘草 6g，生明矾（研细面冲）6g，郁金 10g，炙远志 10g。

【方剂来源】《太平惠民和剂局方》。

【经典案例】男，16 岁。初诊日期：1992 年 9 月 9 日。

主诉：癫痫 6 年。

现病史：于 1986 年在某院（具体不详）行肠梗阻手术后，卧凉地时始发癫痫。癫痫每天发作 10 分钟，多在天亮前发作。脑电图检查未见异常。舌质红，苔白，脉弦。

辨证：癫痫——湿阻痰聚、肝气郁结。

治法：理气化痰，疏肝解郁。

方药：用本方 3 剂。

9 月 13 日二诊：癫痫未发作，饮食可。上方加石菖蒲 6g，竹茹 3g，郁金 2g，去炙甘草。继服 3 剂。

9月27日三诊: 癫痫未发作, 口干, 不苦, 余症均消失。9月13日方加炙甘草6g、陈皮3g, 改竹茹为10g。继服3剂。

辨治思路: 本患者癫痫之证, 为后天所伤, 且本病为一种反复发作之疾病, 患病之根源为痰, 其病情之轻重与病情之长短、正气之盛衰、病邪之深浅关系密切。

总结分析: 治疗此病当标本同治, 并杜其生痰之源, 故施以二陈汤理气化痰; 癫痫日久, 患者苦于疾病, 必肝气郁结, 故兼以疏肝解郁。痰去则症自除, 用药不超过10味, 但收效甚好。

5. 胆热胃逆、痰滞脑络癫痫经典方——温胆汤合白金丸加减

【方剂组成】法半夏9g, 陈皮9g, 茯苓9g, 竹茹12g, 枳实6g, 蝉蜕12g, 郁金12g, 生明矾（研粉装胶囊分次吞服）9g, 炙甘草6g。

【方剂来源】《千金要方》《外科全生集·马氏试验方》。

【经典案例】男, 25岁。初诊日期: 1974年4月22日。

主诉: 癫痫间断发作8年。

现病史：1966年从山上摔下后癫痫发作，8年来间断性发作。现症：前天晚上发作后，疲乏，痰多，口苦，恶心欲吐，纳食尚可，二便平。舌质红，苔白，脉弦。

辨证：外伤性癫痫——胆热胃逆、痰滞脑络。

西医诊断：继发性癫痫。

治法：清胆和胃，化痰止呕，豁痰顺气。

方药：用本方2剂。

4月25日二诊：服上方2剂，癫痫未犯，痰减少，脉弦。照上方加炙冬花21g，香附12g。12剂。

5月13日三诊：症平稳，守上方12剂。

6月8日四诊：症平稳，仍守上方4剂。

7月16日随访，癫痫未再发作，舌脉平平。

辨治思路：本案癫痫由从山上摔下受惊引起，《素问·举痛论篇》云"惊则气乱"，气乱则水乱，水乱则化生痰湿，阻于心脑之络，便发为此病。故用温胆汤化痰通络；蝉蜕祛风止痉；枳实、郁金、香附顺气；生明矾豁痰燥湿；竹茹、炙冬花增强化痰之力。诸药和合，共服药30剂获效。

总结分析：5例癫痫治疗成功的前提：一是辨证精准；二是论治精当贴切；三是有胆有识，敢用毒药大剂；四是方药随证转，证变药亦变，证不变则守方。医者根据临床实际，既要善变，又要喜守，诚非易事。实践出真知，多到临床中去磨练，勤思考，勤总结，久而久之，必至炉火纯青之境界。另外，通过上述 5 例治疗癫痫的经验可知，用药治病不在用药之多少，在辨证之准确与否。当前，众多医生处方用药药量大，药味多，徒然增加患者经济负担，然疗效甚微，殊不知，如此治病，离中医辨证论治之理相距甚远，疗效更无从说起。故无论何时，无论何病，皆要以辨证论治为治病之纲要，切不可脱离此要领，学医者定记之。

（三十五）消渴特效方

1. 肾阴亏虚、肾气不固消渴经典方——六味地黄汤加减

【方剂组成】熟地黄 12g，山药 30g，泽泻 9g，丹皮

9g，金樱子 12g，地骨皮 15g，天花粉 12g，枸杞子 15g，莲须 15g，覆盆子 15g，女贞子 15g，墨旱莲 15g，五倍子 9g。

【方剂来源】《小儿药证直诀》。

【经典案例】男，56 岁。初诊日期：1973 年 3 月 18 日。

主诉：口渴、多饮、多尿 3 年。

现病史：口渴，多饮，每晚小便 1 次，疲乏，腿软。舌质偏红，有裂纹，苔薄白且少，脉弦细。查空腹血糖：8.6mmol/L，尿糖（++）。

辨证：消渴——肾阴亏虚、肾气不固。

西医诊断：2 型糖尿病。

治法：滋肾清热，固肾涩精。

方药：用本方 23 剂。

4 月 11 日二诊：上方连服 23 剂，诸症较前减轻，查空腹血、尿糖，数值较前明显改善，要求制成丸剂，继续治疗。拟调理丸药方：熟地黄 150g，山药 150g，山茱萸 150g，猪胰 20 个，黄芪 150g，枸杞子 150g，天花粉 90g，地骨皮 60g，金樱子 45g，血余炭 60g，墨旱莲 60g，小黑豆 60g。共研细粉，过细筛，水泛为丸，如绿豆大，每服 9g，日 3 次，开水送下。

2 年后随访，病情稳定。

辨治思路：本例辨证为肾阴亏虚，肾气不固。

总结分析：治疗以熟地黄、山茱萸、小黑豆、女贞子、墨旱莲、枸杞子、黄芪、山药、猪胰滋补肾、肝、脾；以丹皮、地骨皮、天花粉清热生津；以覆盆子、莲须、血余炭、五倍子涩精固肾；用泽泻利邪。剂型之选，先以汤剂，汤者荡也，求急效；后以丸剂，丸者缓也，以资慢性病的疗效巩固，亦临床常用治法。

2. 阴虚内热消渴经典方——六味地黄丸合白虎汤加减

【方剂组成】生地黄 15g，山药 15g，女贞子 15g，丹皮 10g，生石膏（先煎）60g，知母 12g，茯苓 6g，泽泻 6g，粳米 9g，天花粉 30g，大黄（后下）12g。

【方剂来源】《小儿药证直诀》《伤寒论》。

【经典案例】女，37 岁。初诊日期：1979 年 12 月 11 日。

主诉：口渴、多饮、多尿 2 年。

现病史：1977 年初出现口渴，饮水多，小便多，日渐消瘦，体重由 60kg 下降为 52kg。现症：口渴、口苦，日饮水2暖水瓶，食多，每天进食0.75kg，大便干燥，每日1行，尿多（次数与量均多），胸痛，腰痛，精神不佳，体重日减。舌质淡红瘦薄，苔白腻，脉弦细数。查空腹血糖：15mmol/L，尿糖（++++）。

辨证：消渴——阴虚内热。

西医诊断：2型糖尿病。

治法：滋阴清热。

方药：用本方2剂。

12月13日二诊：继服上方2剂，诸症减轻40%，效不更方。

12月15日三诊：继服上方2剂，诸症又减，精神好，口渴减轻，日饮水半暖瓶，日食0.5kg，大便正常，胸痛减。舌质红，苔薄白，脉弦缓。照上方，减量。生地黄12g，山药20g，生石膏（先煎）35g，知母10g，泽泻6g，大黄（后下）9g，天花粉30g，丹皮10g，女贞子15g，茯苓6g，陈皮9g。12剂。

12月30日四诊：服上方12剂，病情稳定，除大便干燥外，余同上。照上方，去茯苓，生石膏（先煎）改5g，加草决明（炒打碎）30g、白蔻仁1g。

1980年1月2日五诊：服上方4剂，诸症继续好转，守上方。

1月4日六诊：服上方2剂后，诸症基本控制，照1979年12月30日方，去白蔻仁，加干姜0.3g。2剂。

1月8日七诊：诸症舌脉接近正常，唯尿时有灼热感，照六诊方加黄柏9g。2剂。

1月10日八诊：症状尽消，舌脉平复，查空腹血糖近正常，尿糖极微。

辨治思路：本案是消渴之阴虚内热证，故治之以滋阴清热。用六味地黄丸改汤剂，并合白虎汤化裁，计服中药26剂，即获疗效且疗效甚佳。

总结分析：消渴病的病因有六端：一者先天禀赋薄弱；二者房事不节；三者操劳过度；四者嗜食辛辣厚味；五者烟酒过多；六者药源医源。消渴病的临床表现是"三多"（饮、食、尿多）"一少"（体重减少），但老年患者的症状多不典型。消渴病的分型诊治，一般为上消治肺，中消治脾胃，下消治肾。此外，本病的并发症特别多，如糖尿病性的心脑血管病、肾病、末梢神经病，胃轻瘫，视网膜病变，白内障，痈，疽等，中医药治疗可预防并减少并发症。但要注意调摄养生，尽可能避免上述 6 种病因的干扰，庶几可保持病情稳定，带病延年。

本病的变证较多，如见兼湿热者（燥湿并存），用甘露消毒丹效佳。

3. 气阴两虚消渴特效方——参芪二冬汤加减

【方剂组成】党参 9g，黄芪 15g，山药 15g，麦冬 15g，天冬 9g，知母 15g，天花粉 9g，玄参 9g，熟地黄 9g，枸杞子 12g，甘草 6g。

【方剂来源】经验方。

【经典案例】男，47 岁。初诊日期：1978 年 2 月 15 日。

主诉：多饮、多尿、消瘦 1 个月。

现病史：患者自今年 1 月 15 日以来，体重下降 5kg，口渴喜饮，每餐饭后必饮水约 1500ml，日尿量约 2500ml，纳差，四肢无力。2 月 1 日查尿糖（++++），空腹血糖 18mmol/L，血脂 30.03mmol/L，β–脂蛋白 14.8mmol/L。现症：口渴引饮（每餐饭后饮水 1000~1500ml），尿量多（2000~2500ml/天），纳食欠佳，四肢酸困，动则汗出。舌质红，苔薄白，脉沉细。2 月 18 日查空腹血糖 12.2mmol/L。尿四段定性：

（1）至（4）段均（++）。

辨证：消渴——气阴两虚。

西医诊断：2型糖尿病。

治法：滋阴益气。

方药：服本方9剂。

2月23日二诊：口渴见减，纳食增加，但仍无饥饿感，身软好转，夜间出汗多，腿有麻木及抽筋感。舌质红，苔薄，脉沉细。拟方：党参15g，黄芪30g，山药15g，麦冬30g，天花粉30g，玄参9g，生地黄15g，枸杞子12g，苍术9g，茯苓15g，生牡蛎（先煎）30g，五味子9g，五倍子9g。

4月6日三诊：上方共服39剂，症舌脉平。查尿糖（－）。四段尿糖定性（－），空腹血糖：5.8mmol/L。照上方各药减半量，20剂善后。

3年后随访，服完上药后停药，病愈未再患。

辨治思路：本案为消渴病的气阴两虚证。故取黄芪、党参、山药、甘草、苍术、茯苓益气固精；天冬、麦冬、生地黄、熟地黄、玄参、天花粉滋阴生津；枸杞子、五味子、五倍子、生牡蛎补肾涩精。共服68剂，获愈，可谓幸矣。

总结分析：气阴两虚证是消渴病的常见证候之一，气与阴乃同源异流。生理上气中有阴，阴中有气，故病理上气病可及阴，阴病可及气。所以治阴要顾及气，疗气时也要顾及阴。切忌滋阴碍气，补气伤阴。这当中的微妙关系，是医者要密切注意的。

（三十六）手麻特效方

肝阴亏虚夹瘀手麻经典方——滋水清肝饮加减

【方剂组成】生地黄15g，白芍、木耳、菊花（后下）各12g，当归20g，炒枣仁（捣）、生石决明（先煎）、草决明（炒打碎）、丹参、肉苁蓉各30g，怀牛膝、制乳香、制没药各10g，川芎9g。

【方剂来源】《医宗己任编》。

【经典案例】男，70岁。初诊日期：1989年11月26日。

主诉：双手麻木半年多。

现病史：双手麻木，头晕，耳欠聪，失眠，口中尚和，纳食一般，大便干结，3日1行，小便正常。舌质紫暗、有裂纹，苔水湿薄白，脉弦。既往慢性支气管炎病史20年，肺气肿病史10年，矽肺病史11年。颈椎X线片示：C5～C7椎体前后缘骨质增生，椎间隙变窄，周围软组织内可见条状钙化影。脑血流图检查示：大脑动脉轻度硬化。查血脂偏高。

辨证：手麻——肝阴亏虚夹瘀。

治法：滋水柔肝，息风活血。

方药：用本方每日1剂，水煎2次，煎取药液200ml，早晚空腹分服。

守方略施加减，共服药42剂，症状基本消失，将上方改制蜜丸继服以善后。

辨治思路：本案患者在患原发病的基础上出现手麻，其本质为肝肾亏损，故而以滋水清肝饮治之。该患者有原发病，脏腑已经虚损，故而在治疗上取效较缓，唯以中药徐徐调之，脏腑功能得复，其效方能显现。医者知此医理，方能准确用药，心中有数。

总结分析：手麻为临床常见之症，该患者有基础病，日久必至肺肾气虚，乙癸同源，水不涵木，肝血失养，血运无力，日久致瘀，手失濡养，则手麻木。

（三十七）神经衰弱特效方

1. 阴虚火旺神经衰弱经典方——二地汤合生脉散加减

【方剂组成】当归 10g，熟地黄 12g，生地黄 15g，天冬 12g，麦冬 15g，炒枣仁（捣）80g，柏子仁 60g，炙远志 15g，党参 12g，玄参 15g，丹参 20g，五味子 15g，浮小麦 30g，肉桂 1g，生龙齿（先煎）30g。

【方剂来源】《辨证录》《医学启源》。

【经典案例】男，37 岁。初诊日期：1992 年 7 月 5 日。

主诉：多梦易惊 10 年。

现病史：多梦易惊，易疲乏，心神不宁，口苦，多愁善感，打喷嚏后两眼流泪，量少，晚上两腿怕冷，尿频，6～7 次／晚，尿后有白浊，两腹股沟时汗出，眠时汗出，易怒，怕见人。舌质红，苔白，脉缓细。

辨证：神经衰弱——阴虚火旺。

治法：养阴清热，养血除烦。

方药：用本方14剂。

医嘱：忌食辛辣；不要急躁。

7月22日二诊：上方服9剂，梦少，睡后疲乏减轻，精神可，夜尿3～4次，口干，不苦。7月5日方加煅龙骨（先煎）、煅牡蛎（先煎）各30g。继服30剂。

辨治思路：本案之证乃脏腑功能失调，扰及神志，致使情志失调所成。从古至今，情志疾病治之较难，且五脏病变皆会令人情志失常，很难把握其证，唯以脏腑论治，方能溯其根源。

总结分析：当今社会生活节奏快，压力较大，情志疾病患者数量日益增多，且世人徒知情志疾病以逍遥散主之，然不知任何疾病皆要以辨证论治为其宗旨。本病未用逍遥散，以养阴清热之法治之获效，故知治病必以辨证为主，不能受经验之束缚，当灵活运用方药，方能游刃有余。

2. 血虚内扰神经衰弱经典方——补中益气汤加味

【方剂组成】炙黄芪 12g，白术 12g，陈皮 6g，党参 12g，柴胡 9g，升麻 9g，炙甘草 6g，当归 9g，枸杞子 15g，炒枣仁（捣）30g。

【方剂来源】《脾胃论》。

【经典案例】女，38 岁。初诊日期：1992 年 9 月 14 日。

主诉：精神差 7 天。

现病史：1 周前出现精神差，身体消瘦，睡眠不好。舌质红，苔白，脉涩。

辨证：神经衰弱——清阳不升，血虚烦扰。

治法：补气升阳，养血除烦。

方药：用本方 3 剂。

10 月 2 日二诊：睡眠好，食好，面色不佳，眼涩，乏精神，脉沉细。照 9 月 14 日方加减：阿胶（另烊化服）10g，炙黄芪 15g，菊花（后下）12g，枸杞子 30g，五味子 12g，党参 15g，当归 10g，制何首乌 20g，炒枣仁（捣）20g，炙甘草 6g。继服 5 剂。

10 月 12 日三诊：精神好转，眼涩减轻，思睡，照上方加大腹皮 9g。继服 5 剂。

辨治思路：本患者精神差，需考虑为患者阳气失养所致。阳气之于人体如太阳之于生物，生物无太阳之普照，必致枯萎，人体无阳气之温煦，必致神乏。观患者之症，精神差，头为诸阳之会，唯头面阳气充足，精神方能充足，故知其为清阳不升，阳气不能上承于头面所致。又因其睡眠不好，知其心血不足，虚烦内扰，故以补中益气汤为主方治之，兼以除烦安神，补益精血，又气能生血，补中益气汤在补益中气的同时，兼能生血，有一箭双雕之妙。患者服药效果甚好，故知辨证准矣。

总结分析：初为医者，见未见之症状时，往往束手无策，无从下手。然只要有一念在胸，必能兵来将挡，水来土掩，此念即辨证论治也。故为医用药，必当以辨证论治为其根本，有此意念，再以勤学苦读，废寝苦练，何患苛疾为害？

○中医诊断入门
○中医辨证方法
○中医养生课程
○中医方剂汇总
微信扫码

（三十八）痹证特效方

1. 痛痹经典方——黄芪桂枝五物汤加味

【方剂组成】炙黄芪 30g，桂枝 9g，炒白芍 9g，生姜 12g，大枣 3 枚，片姜黄 12g，白芷 9g。

【方剂来源】《金匮要略》。

【经典案例】女，22 岁。初诊日期：1976 年 10 月 27 日。

主诉：左颞下颌关节痛 5 天。

现病史：5 天前出现左颞下颌关节疼痛。宿患右膝关节痛 6 年，天冷则痛加。查抗链 "O"：486u/ml，确诊为 "风湿性关节炎"。现症：左颞下颌关节痛，有碍咀嚼，活动时有弹响声，右膝关节痛，喜热饮食，二便尚平，舌苔薄白，脉沉细。

辨证：痹证——痛痹。

西医诊断：急性风湿性左颞下颌关节炎，慢性风湿性右膝关节炎。

治法：益气温经，和营通痹。

方药：用本方2剂。

12月31日随访，药后左颞下颌关节痛即愈，未再患病。

辨治思路：痹证患无定处，或痹于皮肤，或痹于大关节，或痹于筋骨，或痹于血，或痹于六腑，或痹于五脏……本病新病痹于左颞下颌关节，疼痛弹响，有碍饮食咀嚼。用《金匮要略》治血痹之黄芪桂枝五物汤，2剂即愈，可谓速效。

总结分析：从方药反证此病，乃气机痹阻左颞下颌之营卫而成，用黄芪桂枝五物汤调和营卫、温通痹闭，服2剂，即如桴鼓之应，真令人喜出望外。

新旧病同存时，一般先治新病，新病除，再图旧疾。假令新病不急，又非表证，旧病又急，当先治旧病，旧病除，再议新病。此新旧病之缓急先后也。

2. 行痹经典方——豨桐丸加味

【方剂组成】豨莶草15g，海桐皮15g，独活9g，松节12g，桑枝30g，防己15g，木瓜15g，川牛膝9g，当归15g。

【方剂来源】《集验良方拔萃》。

【经典案例】女，19岁。初诊日期：1973年1月15日。

主诉：右膝关节痛5个月。

现病史：右膝关节疼痛游走，行走不便，余无明显不适。苔白，脉弦。

辨证：痹证——行痹。

西医诊断：慢性风湿性右膝关节炎。

治法：祛风通痹。

方药：用本方2剂。

2月12日二诊：膝关节痛减轻。照上方继服4剂。

3月6日随访，服上方4剂后关节痛除。症舌脉平复如常。

辨治思路：本案辨证为行痹，行痹的特点是疼痛游走不定，"风者，善行而数变"（《素问·风论篇》），故治疗当侧重祛风，顾及散寒利湿，方为得之。

总结分析：方中豨莶草、海桐皮、桑枝、独活祛散风邪；防己利水祛湿；松节祛风燥湿；独活散寒燥湿；木瓜舒筋化湿；当归和血息风；川牛膝引诸药至病所。诸药合用，共裹祛风散寒利湿之功。虽仅6剂，而病即除。方药只要对证，不在多少。药不对证，虽车载斗量，又有何益！故关键在于辨证准确无误，治疗丝丝入扣。天下没有不治之证，只有误治之证，故医者多反躬自问，"苍生大医"是在不断反省中精益求精，是在终生孜孜以求、虚心学习中造就的。

3. 阴血亏虚、筋骨不荣痹证特效方——养阴强筋汤

【方剂组成】当归9g，石斛30g，白芍9g，制何首乌12g，桑寄生30g，山药30g，沙参12g，续断12g，菊花（后下）12g，香橼9g，炒鸡内金9g。

【方剂来源】经验方。

【经典案例】女，36岁。初诊日期：1968年9月23日。

主诉：四肢关节痛13年。

现病史：四肢关节痛13年，期间于多个医院就诊，诊断为"风湿性关节炎，神经官能症"。慢性肝炎病史2年，近查肝功能正常。现症：四肢关节痛，腰痛，逢变天或下雨疼痛加重，两侧头痛，右胁痛，耳鸣，乏力气短，睡眠不好，口干不苦，食纳不好，小便不黄，大便或稀，月经提前5～6天，末次月经：9月13日，量少，白带多，有

臭味。舌质红，苔薄白且少，脉沉细略数。肝大，右胁下可扪及一指，叩、触痛（+）。

辨证：痹证——阴血亏虚、筋骨不荣。

西医诊断：风湿性关节炎，神经官能症，肝炎后综合征。

治法：滋阴养血，强筋壮骨。

方药：用本方2剂。

9月27日二诊：药后嗓子觉凉舒适，大便略稀，2次/天，头痛减轻，全身恶寒，腰痛耳鸣，纳食少。舌质红，苔淡黄薄白，脉弦细。照上方加茯苓9g，菟丝子12g。6剂。

10月7日三诊：关节痛减轻，头痛亦减轻，食纳、精神好转，脉转弦缓。照上方菊花改9g，菟丝子改9g。6剂。

10月14日四诊：四肢关节痛、头痛、右胁痛等诸症减轻80%以上。舌质红，苔薄白，脉弦缓。10月10日行经，乳房胀痛。照上方加川芎3g。6剂。

10月19日五诊：诸症舌脉改善95%以上。手扪肝仅及边，无叩、触痛。照上方诸药减半量，20剂善后。

1年半后随访，停药后病愈未患。

辨治思路：本案痹证辨证为阴血亏虚、筋骨不荣证，予滋阴养血、强筋壮骨方药，40剂而愈。

总结分析：方中石斛、沙参、桑寄生、白芍、当归滋阴养血；续断、菟丝子助阳和阴；山药、茯苓、炒鸡内金补气健脾、和胃化食；菊花清利头目；香橼理气疏肝；川芎行血中之气。多药整合，协力增效，所以疗效佳良。

凡诊治疾病，悉以辨证论治为准绳，千万不要被中西医病名印定耳目，用一些套方套药来应付，致使疗效不佳甚至无效，最后误下结论"中医药也不过如此"。如本案中根本未用祛风寒湿药及治疗神经官能症、肝炎后综合征的方药，同样取得良效，其关键在于"治病必求于本"。

4. 湿热痹着、经络不通痹证经典方——四妙散加味

【方剂组成】苍术12g，黄柏9g，川牛膝9g，薏苡仁30g，忍冬藤15g，茵陈9g，泽泻9g，白术12g，秦艽12g，防风9g，细辛9g，独活9g。

【方剂来源】《成方便读》。

【经典案例】男，36岁。初诊日期：1968年11月4日。

主诉：间断性左腿肿痛11年。

现病史：1957年患脑膜炎后出现左腿肿痛，时好时患。

1957 年以来，常服温燥、祛风湿及温补壮筋骨、活血通络药，无效。现症：左小腿前部肿而酸痛，冬季疼痛加重，逢阴雨天亦加重，疼痛性质为跳痛，但不剧烈，沉重麻木，下午明显，按之凹陷，右腿不肿，胃纳不好，口不干苦，小便黄，大便正常，头晕，活动时心悸气憋，动则汗出，失眠，腰困。舌质红，尖边有瘀点，苔淡黄白，左侧较厚腻，脉沉细，两尺明显。

辨证：痹证——湿热痹着、经络不通。

西医诊断：风湿性关节炎，神经衰弱。

治法：清热利湿，通经活络。

方药：用本方 2 剂。

11 月 6 日二诊：症如上述，舌苔淡黄白腻略消退，脉沉细，照上方继服 4 剂。

11 月 11 日三诊：腰困、左腿肿痛减轻。脉弦，舌苔黄白腻消退。照 11 月 4 日一诊方继服 4 剂。

11 月 19 日四诊：腰困、左腿肿痛进一步改善，脉转缓。照 11 月 4 日一诊方，加豨莶草 15g、海桐皮 12g。4 剂。

11 月 23 日五诊：腰困、左腿肿痛继续减轻，纳食好，二便正常，左腿憋胀。照 11 月 19 日四诊方加木瓜 15g，茯苓皮 15g。4 剂。

12月2日六诊：腰困、左腿肿痛明显减轻，纳食好，二便调。照 11 月 19 日四诊方秦艽改 9g，加木瓜 15g、茯苓皮 12g。4 剂。

12月9日七诊：12月5日、12月6日腰困、左腿痛明显。照 11 月 4 日方加制乳香、制没药各 6g。4 剂。

12月13日八诊：腰困、左腿痛好转。纳欠佳，二便调，精神好，眠可。照 11 月 4 日一诊方加炒鸡内金 12g。4 剂。

12月18日九诊：腰困、左腿肿痛麻木好转90%以上，逢寒及阴雨变天无加重。舌质红，苔淡黄稍腻明显消退，脉沉细。照 11 月 4 日一诊方各药减半量，20 剂善后。

1 年零 4 个月后随访，药后病愈，未再患。

辨治思路：本案痹证辨证为湿热痹着、经络不通证。选用清热利湿、通经活络方药 50 剂而愈。

本病之形成，初起与受风、寒、湿三邪之气侵袭，尤其是与湿邪之侵袭有密切关系，湿乃阴邪，一般多用温热香燥类药物治疗。但温燥类的药物用量过大、施用过久，常会导致化热伤阴，本案即是例证。所以治病用药强调一个"度"，超过半步，也会成为谬误，这是千真万确的道理。

总结分析：方中黄柏、忍冬藤清热；茵陈、茯苓皮、泽泻利湿；苍术、白术、薏苡仁健脾燥湿；秦艽、独活、木瓜、豨莶草、海桐皮祛风湿；防风祛风胜湿；细辛、川牛膝、制乳香、制没药祛风引经、活血止痛；炒鸡内金健胃助消化。诸药和合，对证力宏，故有佳效也。

5. 痛痹经典方——黄芪桂枝五物汤合豨桐丸加味

【方剂组成】黄芪 20g，桂枝 15g，炒白芍 20g，豨莶草 30g，海桐皮 30g，天麻 20g，川芎 15g，防风 12g，秦艽 15g，片姜黄 20g，木瓜 20g，当归 10g，生姜 3 片，大枣 5 枚。

【方剂来源】《金匮要略》《集验良方拔萃》。

【经典案例】男，36 岁。初诊日期：1990 年 7 月 23 日。

主诉：左腰胯骨疼痛并左腿疼痛 1 年。

现病史：左侧腰腿疼痛，痛连大腿，小腿憋，腿怕冷，有时腿麻。舌质红，苔白，脉紧涩。

辨证：痹证——痛痹。

西医诊断：坐骨神经痛。

治法：益气温经，利湿通痹。

方药：用本方 15 剂，愈。

辨治思路：黄芪桂枝五物汤善治血痹，血痹因素体"骨弱肌肤盛"，劳而汗出，腠理开，受微风，邪凝于血脉导致肌肤麻木不仁，状如风痹而脉微涩兼紧。

总结分析：《古方汇精》：豨桐丸主治人体"感受风湿，或嗜饮冒风，内湿外邪，传于四肢脉络，壅塞不舒，以致两足软酸疼痛，不能步履，或两手牵绊，不能仰举。凡辛劳之人，常患此症，状似风瘫"。方中加天麻、川芎、秦艽、木瓜、片姜黄、防风、当归配伍，共奏祛风止痛、利湿通痹之功。

六淫之邪是指风、寒、暑、湿、燥、火六种正常之气太过而侵入人身体引起发病的邪气。风湿病是由风、寒、湿邪侵入人体而导致的，风、寒、湿邪闭阻经络和关节，不通则痛，故而引起关节肿胀疼痛，风气胜者为行痹，寒气胜者为痛痹，湿气胜者为着痹。

6. 肾阳亏虚、寒湿瘀痹痹证经典方——阳和汤加减

【方剂组成】熟地黄 30g，白芥子 6g，鹿角胶（另烊化服）9g，麻黄 1.5g，肉桂 3g，甘草 3g，千年健 30g，川

牛膝 20g，黑木耳 30g。

【方剂来源】《外科证治全生集》。

【经典案例】男，46 岁。初诊日期：1973 年 4 月 23 日。

主诉：腰痛、腿痛 3 月。

现病史：3 个月前出现腰痛、腿痛，经某省级医院腰部 X 线片检查诊为"腰椎间盘突出症"。多方治疗无效。

现症：腰痛，左腿痛，其他尚好。舌质淡红，苔白，脉左沉细，右弦细。

辨证：痹证——肾阳亏虚、寒湿瘀痹。

西医诊断：腰椎间盘突出症，左坐骨神经痛。

治法：温阳补肾，化湿祛瘀。

方药：用本方 6 剂。

4 月 29 日二诊：药后腰痛减轻 20%，腿痛同前。守上方 8 剂。

5 月 7 日三诊：腰痛进一步改善，照上方继服 8 剂。

5 月 16 日四诊：腰痛减轻 60%，左腿痛稍减。左脉沉缓，右脉沉细。仍守上方 6 剂。

5 月 23 日五诊：药后腰痛减轻 80% 以上，脉舌平，恢复正常工作。

辨治思路：腰乃肾之府，房事不节，作强过度，容易导致肾虚，肾为先天之本，肾虚极易招致寒、湿、瘀之邪入侵，引起腰痛、腿痛，影响正常的生活及工作，为患者带来许多精神负担及肉体痛苦。治疗此类疾患，有保守疗法，如阳和汤内服，常常获良效；严重者，必要时还需手术治疗，现代此疗法已比较成熟。

总结分析：方中重用熟地黄滋补肾精；鹿角胶填精补血、温煦肾阳；肉桂温阳散寒；川牛膝补肝肾、化瘀血；千年健壮腰膝；黑木耳补血、祛麻木；麻黄通行十二经；白芥子温化痰湿；甘草护胃和药。总之，全方能温阳气，解阴凝，阳气一振，阴霾之寒湿痰瘀尽除，腰痛、阴疽等顽证自然康复。

7. 阳虚寒凝痹证经典方——阳和汤加减

【方剂组成】枸杞子 20g，熟地黄 20g，鹿角胶（另烊化服）9g，麻黄 1.5g，桂枝 6g，炮姜 6g，炙甘草 6g，白芥子 20g，川牛膝 15g，麦冬 6g，炒枣仁（捣）20g。

【方剂来源】《外科证治全生集》。

【经典案例】女，37 岁。初诊日期：1992 年 7 月 5 日。

主诉：腰腿痛、口咽干燥 2 年，胆结石 4 月。

现病史：现腰腿痛，左侧重，左腿变细，发凉，腰部 X 线片：腰椎骨质增生，侧弯。胆结石引痛达 3 次，口干咽干，纳可，大便干，2 天 1 行，睡眠不好，咳嗽时患腿微曲则痛，西医认为乃骨质增生压迫坐骨神经引起疼痛。舌质淡红，苔白，脉缓细。

辨证：痹证——阳虚寒凝。

西医诊断：坐骨神经痛，慢性咽炎，胆结石。

治法：温阳散寒，补益肾精。

方药：用本方 7 剂。

7 月 19 日二诊：腰腿痛减轻，口干减轻，大便干减轻，睡眠好。7 月 5 日方麻黄 1.5g 变炙麻黄 1.5g，加豨莶草 30g、海桐皮 30g、川续断 20g。继服 25 剂。

辨治思路：坐骨神经痛的疼痛部位虽在腿部，然其病因之源在腰府，且肾藏腰府，腰府之病十有八九为肾有病变之故，肾常以虚证见之，实证鲜少，故治疗时以补益肾精为其治疗大法。另据其左腿发凉，可知患者之证为寒证，阳虚寒凝故为之痛，故以阳和汤加减治之，综合调理，其效甚佳。

总结分析：在本病中，蒋老未用大剂量止痛之药，唯以治本补益之法治之，获效，再次证明"治病必求于本"之古训诚应验也，古人诚不欺我也。

8. 肾阳虚衰痹证经典方——阳和汤加减

【方剂组成】熟地黄 30g，白芥子 6g，鹿角胶（另烊化服）9g，麻黄 1.5g，肉桂 3g，甘草 3g，丹参 15g，怀牛膝 15g，当归 12g，炒枣仁（捣）30g。

【方剂来源】《外科证治全生集》。

【经典案例】男，40 岁。初诊日期：1972 年 6 月 2 日。

主诉：腰、腿痛 3 月余。

现病史：3 月余前出现腰、腿痛，经某医院腰部 X 片检查诊为"腰椎骶化"，内服温经络、祛风湿、补肝肾的中药多剂，并针灸，皆无效。现症：腰痛，两腿痛，左侧甚于右侧，大腿发凉，口干且苦，纳食较差，大便干燥，睡眠不好。舌质淡红，苔薄白且少，脉沉细。

辨证：痹证——肾阳虚衰。

西医诊断：腰椎骶化。

治法：温补肾阳，温散寒湿痰瘀。

方药：用本方3剂。

6月5日二诊：腰痛、腿痛均有减轻，睡眠好转，大便干减轻，口干苦及纳食改善，守上方6剂。

6月13日三诊：药后尾骨痛及腰腿痛减轻40%，脉转缓无力。照上方继服7剂。

6月21日四诊：主症减轻70%以上，能正常工作。

辨治思路：肾为人体先天之本，藏元精、元阴、元阳，乃水火之脏，阴之与阳，水之与火，要求平衡，要求阴平阳秘，否则，阴阳失衡，阴不平，阳不秘，则诸病丛生；根本一摇，诸脏腑经络、四肢百骸、五官九窍，莫不受累而相继为病。所以历代医家都十分重视肾的固护，以及肾的调理与治疗。虽然历史上有"补脾不如补肾"和"补肾不如补脾"之争，但据蒋老60多年的从医经验看，此争不过各执一端，不可偏废，要根据临床具体情况而定，有时重在补肾，有时重在补脾，有时脾肾双补。

总结分析：本案取阳和汤温肾阳、散寒湿，加丹参、当归养血活血；怀牛膝补肝肾、壮筋骨；炒枣仁安神宁心。药证相应，必然有效。

9. 肾阳虚衰、寒湿痰瘀互结痹证经典方——阳和汤加减

【方剂组成】熟地黄 30g，鹿角胶（另烊化服）9g，麻黄 1.5g，肉桂 3g，甘草 3g，狗脊 20g，炒枣仁（捣）30g，杜仲 30g，五加皮 15g，白芥子 6g。

【方剂来源】《外科证治全生集》。

【经典案例】女，32 岁。初诊日期：1971 年 9 月 20 日。

主诉：腰痛 7 年余。

现病史：腰痛 7 年余，经某省级医院腰部 X 线片检查诊为"慢性增生性腰椎脊柱炎"。曾多方求治无效。现症：腰痛，晚上为重，影响睡眠，腰部活动受限，四肢发胀，不能工作，纳食欠佳，心烦失眠。舌质红，苔薄白，脉沉弦细数。

辨证：痹证——肾阳虚衰、寒湿痰瘀互结。

西医诊断：慢性增生性腰椎脊柱炎。

治法：温补肾阳，散寒祛湿，化痰活血。

方药：用本方 6 剂。

9 月 26 日二诊：药后诸症略减，守方 6 剂。

10 月 1 日三诊：服上方后腰痛又减，睡眠好转。守上

方 8 剂。

10 月 9 日四诊：药后腰痛减 30%，余症亦改善。守上方 14 剂。

10 月 24 日五诊：药后腰痛减 50%，余症亦然。守上方 14 剂。

11 月 8 日六诊：药后腰痛减轻 60%，余症消失，脉缓略弦。照上方继服 20 剂。

11 月 29 日七诊：药后腰痛减轻 70%，已正常上班工作，嘱坚持治疗。守方 20 剂。

12 月 27 日八诊：腰痛基本控制，复查腰部 X 线片，略见改善。照上方继服 30 剂。

1972 年 1 月 28 日九诊：症舌脉平，守上方 29 剂。

3 月 8 日十诊：先后共服药 147 剂，诸症消失，舌脉平，第二次复查 X 线片见腰椎虽有唇样增生，但原来之骨刺已基本吸收。工作如常人。

辨治思路：阳和汤温肾阳、散寒湿、化痰活血，去炮姜以防太热而伤阴；加狗脊、杜仲、五加皮壮腰肾以助温阳之力度；炒枣仁安神宁心，有益睡眠。虽为顽疾，坚持长时间治疗亦收良效。

总结分析：腰椎间盘突出、腰椎骶化、慢性增生性腰椎脊柱炎属中医"腰痛""痹证"等范畴，因病机均为肾阳虚、寒湿痰瘀痹结，故治疗均用阳和汤加减，所谓"异病同治"是也。

（三十九）鹤膝风特效方

风湿热阻鹤膝风经典方——豨桐丸合四妙散加减

【方剂组成】豨莶草 12g，海桐皮 12g，羌活 9g，独活 9g，薏苡仁 12g，苍术 12g，川厚朴 6g，陈皮 6g，炙甘草 6g。

【方剂来源】《集验良方拔萃》《成方便读》。

【经典案例】男，8 岁。初诊日期：1992 年 9 月 6 日。

主诉：两腕、两膝关节红肿、疼痛 3 天。

现病史：两腕、两膝关节红肿、疼痛 3 天。舌红，苔黄，脉弦滑。

辨证：鹤膝风——风湿热阻。

治法：祛风清热利湿。

方药：用本方3剂，愈。

辨治思路：本案之鹤膝风以邪实为主，属风湿热邪壅滞经脉，气血闭阻不通所致，治宜清热通络、祛风除湿。脾旺能胜湿，加之小儿脾常不足，治湿宜结合健脾益气。本案以益气健脾除湿为主，羌活、独活祛风除湿，羌活主治痛在上半身，独活主治痛在下半身；海桐皮、豨莶草祛风通络；苍术、薏苡仁清热利湿；川厚朴、陈皮、炙甘草理气健脾燥湿。

总结分析：本案属中医"痹证"的范畴，王肯堂《证治准绳》将膝关节肿大称为"鹤膝风"，手指关节肿大称为"鼓槌风"，是肢体经络病证的一种。《灵枢·本脏》篇云："经脉者，所以行血气而营阴阳，濡筋骨，利关节者也。"经络受邪，痹阻不通，脏腑损伤，均可导致疾病的发生。

（四十）遗尿特效方

肾虚不固、虚热内扰遗尿特效方——桑覆汤加减

【方剂组成】桑螵蛸 30g，覆盆子 30g，益智仁 20g，五味子 20g，山茱萸 20g，地骨皮 30g，天花粉 20g，乌梅 15g。

【方剂来源】经验方。

【经典案例】女，11 岁。初诊日期：1992 年 7 月 15 日。

主诉：遗尿多年。

现病史：从小晚上睡觉容易遗尿，服用中西药物，效果不佳，心理压力大，口干，晚上手脚心发热。舌质红，苔白，脉缓。

辨证：遗尿——肾虚不固、虚热内扰。

治法：收敛固涩，清热生津。

方药：用本方 7 剂。

7月22日二诊：遗尿减轻。继服7月15日方20剂。

辨治思路：本患者之证较为特殊，一般来讲，小儿长至6～7岁，肾气渐盛，遗尿自止，然此小儿已11岁，从其症看，肾气尚虚，可知其肾气先天不足。肾气不足，膀胱固摄能力自然低下，故在治疗之时，以收敛固摄为主，另加补益肾气之药，其效甚佳。

总结分析：遗尿之证，治肾兼收敛固摄为上策，唯治肾为中策，唯收敛固摄为下策也，中医之精髓就在于此。其中治标治本之理不言自明，学医者当细究经典医案，从中发现治病之要领，如此，在学医之时方能逐步提高，精益求精。

○中医诊断入门
○中医辨证方法
○中医养生课程
○中医方剂汇总
微信扫码

二、外科病特效方

（一）岩证特效方

1. 血瘀气滞、肝逆肾虚脑岩特效方——四物汤合止痉散加味

【方剂组成】熟地黄、生地黄各 12g，当归、川芎、赤芍、白芍各 9g，全蝎（研粉装胶囊分次吞服）6～9g，蜈蚣（研粉装胶囊分次吞服）3～5 条，丹参 15g，水蛭 6～9g，䗪虫 9～12g，丝瓜络 9g，柴胡 9g，炙黄芪 15g，代赭石（先煎）10～15g，半枝莲 15～30g，白花蛇舌草 15～30g。

【方剂来源】《太平惠民和剂局方》、经验方。

【经典案例】女，36 岁。初诊日期：1987 年 5 月 9 日。

主诉：间断性头痛、恶心、呕吐半年，左侧肢体发僵 4 月余，阵发性抽搐 1 月余。

现病史：1986 年 12 月初眼底检查示：视乳头模糊不清。

1987 年 1 月 15 日于某省级医院查头颅 CT 报告示：右顶部不规则占位性病变，其范围 58.91mm × 33.03mm，内有出血及囊变区，脑胶质瘤可能性大，建议手术治疗。有长期情志不舒史。患者不愿手术，经亲戚介绍，来我院治疗。现症：左上下肢僵硬瘫软，经常抽搐，抽搐连及左少腹及阴道，不能行动，生活不能自理。满头胀痛，右眼球憋痛，右颈连后头部处僵硬，泛恶呕吐，食少神疲，失眠。舌质暗红，舌苔薄白，脉弦滑，尺脉无力。

辨证：脑岩——血瘀气滞、肝逆肾虚。

西医诊断：脑胶质瘤。

治法：活血理气，平肝补肾。

方药：用本方 2 剂。

5 月 11 日二诊：上方服 2 剂，头痛即缓解，左上下肢、左少腹及阴道抽搐减轻。守方继进。

五诊时共服药 24 剂，诸症明显减轻。

14 个月来共诊 15 次，服药 325 剂，症状基本控制，改用丸剂调理。1989 年 6 月，去某省级医院神经外科复查，左侧肢体不全偏瘫等症状消失，体检无异常阳性体征，查眼底视乳头正常。复查头颅 CT：病灶仍存在但有缩小（CT

值约 31mm×32.4mm），且周围水肿基本消失。1992 年 5 月已恢复工作。

2018 年回访，生活如常人。

辨治思路：《素问·徵四失论篇》云："百病所起，始以自怨……"这也是百姓常说的："百病皆生于气"。本案患者，长期情志不舒，郁怒伤肝，肝（子）病及肾（母），"肾生骨髓"（《素问·阴阳应象大论篇》），"脑为髓之海"（《灵枢·海论》），"髓者以脑为主，脑逆，故令头痛……"（《素问·奇病论篇》）。

总结分析：本案患者长期肝郁气滞，必然伤肝损肾、动髓及脑，气滞血瘀壅滞于脑。年深月久，脑之气滞血瘀转化为脑岩恶疾自在情理之中。李时珍云："脑为元神之府"，癌瘤盘踞其中，耗髓伤神，诸症由作；或头痛脑涨，或抽搐连阴……。医者际此，当针锋相对，投予四物汤合丹参养血、炙黄芪益气；半枝莲、白花蛇舌草祛邪抗癌；全蝎、蜈蚣、丝瓜络、川芎、赤芍、水蛭、䗪虫止痉通络；白芍、代赭石、柴胡平肝理气。服 2 剂即见效，连进 24 剂，诸症显减，连服 325 剂，继以丸剂收全功。

2. 邪盛正衰、气虚血瘀息贲特效方——肺积消方加减

【方剂组成】炙冬花、炙紫菀各 60g，炙黄芪、枸杞子、三棱、莪术、白花蛇舌草、丹参各 30g，焦三仙各 30g，沙参、麦冬、葶苈子（布包）、炒鸡内金各 20g，生地黄、瓜蒌皮、川贝母各 15g，丝瓜络 10g，大枣 3 枚。

【方剂来源】经验方。

【经典案例】男，76 岁。初诊日期：1998 年 12 月 7 日。

主诉：干咳、胸痛 2 年。

现病史：曾患慢性支气管炎，经中医治疗痊愈。有 34 年吸烟史（1～2 包／天），慢性支气管炎痊愈后戒断。2 年前体检，疑似患左肺肺癌，经痰液细胞学、胸部 X 线、胸部 CT、肺核磁共振等多项检查确诊。曾经多个医院诊疗，因确诊晚期肺癌，无法手术，姑且用放疗治之，但初治有效，后治不仅无效，而且出现胸水及并发放射性肺炎，干咳颇重，考虑到患者病重且年老体弱，遂转求中医治疗。

现症：干咳较重，痰少，咯吐不利，痰色灰白或痰中带血，咳则左胸痛，痛引左肩背，不能左侧卧，胸憋气紧，精神疲惫，面色萎黄，肌肉消瘦，体重锐减，头晕心悸，四肢乏力，睡眠不实伴有盗汗，纳食不香，嗳气方舒，口干苦

思饮，大便稀薄，日 2~3 行，夜尿频数，腰酸膝软。舌质暗红，有瘀点瘀斑，舌下静脉怒张瘀血，苔黄白厚腻，脉右弦大，左弦细涩，两尺弱。查体：左胸叩诊呈浊音，左肺可闻湿啰音。胸部 B 超提示：左胸胸水约 8.4cm，胸片及肺 CT 片示：左肺占位性病变 3.4cm×3.2cm。

辨证：息贲——邪盛正衰、气虚血瘀。

西医诊断：晚期肺癌。

治法：扶正祛邪，活血化瘀，软坚散结。

方药：用本方 7 剂。

12 月 14 日二诊：诸症均减轻，仅咯血 1 次，量减少。照上方加玄参 15g，生地黄改生地炭。7 剂。

12 月 21 日三诊：诸症进一步减轻。上方加焦三仙各 30g，白茅根 20g。7 剂。

12 月 28 日四诊：睡时喉中有痰鸣，早上咯灰白色痰，大便日 1 行，基本正常。偶有咳嗽，左胸胀痛。予二诊方加炙麻黄 9g，射干 10g，白茅根 20g，焦三仙各 20g，炒杜仲 20g。9 剂。

1999 年 1 月 18 日五诊：服上方 9 剂，纳食增加，咳嗽已少，晚上喉中有痰鸣，但咯痰不利，二便正常。1 月

11 日，查血、尿、便常规均正常。1 月 8 日、1 月 9 日、1 月 17 日各咯血 1 次，咯出小血块，左胸憋痛，左肩及背困，睡眠欠佳，盗汗已少，双下肢酸软减轻。据病情变化，依上方加减：炙黄芪、三棱、莪术、麦冬、白茅根各 30g，炙冬花、炙紫菀各 25g，沙参、白花蛇舌草、炒鸡内金各 60g，焦三仙各 60g，夜交藤、合欢花各 20g，生地黄、枸杞子、葶苈子（布包）、瓜蒌皮、川贝母、丹参、玄参各 15g，丝瓜络、炙麻黄、炒地龙各 9g，大枣 4 枚。7 剂。

3 月 31 日六诊：3 月 13 日查血沉：36mm/h。3 月 26 日摄胸部 X 片示：胸水减少。尚感气紧，曾感冒 1 次，余症均减轻。照上方加减：炙冬花、炙紫菀、白花蛇舌草各改 30g，葶苈子改 60g，大枣改 10 枚。20 剂。

4 月 21 日七诊：4 月 20 日复查 B 超显示胸水下降至 6.6cm。上方服 20 剂，未再咯血。精神、纳食、二便均正常。略气紧，睡眠仍欠佳。照上方加炒枣仁（捣）30g，煨甘遂 1g，大枣改 6 枚。10 剂。

4 月 30 日八诊：胸痛显著减轻。咯痰增多，大便日 2 次，第 1 次稀，气紧减轻，睡眠好转，仍有盗汗。照上方炙冬花、炙紫菀各改 40g，加麻黄根 9g。10 剂。

5月20日九诊：上方服10剂，5月19日复查B超：胸水下降为5.8cm。咳嗽有痰，但咳出费力，未再咯血。尚觉胸背痛、气紧，仍有盗汗。照上方煨甘遂改1.5g，加半枝莲、半边莲各30g，露蜂房10g，浮小麦60g。12剂。

6月1日十诊：服上方12剂，服第6剂后，咳嗽明显减少，痰少，咳时胸背略痛，大便每日1～2次，偶有盗汗、嗳气。照上方露蜂房改12g，煨甘遂改1.7g，三棱、莪术各改45g，川贝母改20g，加旋覆花（布包）60g。12剂。

6月15日十一诊：服上方12剂，胸背痛止，可侧身睡卧。照上方加山慈姑12g，炙黄芪改12g。嘱服12剂。

该患者从初诊到十一诊，共计服药113剂，临床症状全部消失。复查血沉：14mm/h，白细胞：4.1×10^9/L，肝功能、肾功能、血脂、血糖、尿常规、便常规均正常。7月11日与3月26日胸片比较，左肺占位性病变消失，复查B超显示胸水约1.3cm。为巩固疗效，继续服用中药，1999年6月28日起服102剂；2000年服182剂；2001年服105剂；2002年服159剂；2003年服49剂；2004年服63剂；2005年服56剂。十一诊后6年半共服716剂。

辨治思路：本案患者有34年的吸烟史，虽患慢性支气管炎后戒烟20年，但尼古丁等致癌物的毒性仍不可低估。据研究，吸烟者肺癌的发病率与死亡率较不吸烟者高10倍以上。

总结分析：肺癌在男性新发恶性肿瘤中占首位，在女性新发恶性肿瘤中占第二位，可见其危险性。它是一个渐积而成的顽疾。中医善治此病，临床实践中也积累了许多宝贵经验，在辨证论治时，最主要的是要处理好扶正与祛邪之间的关系问题。扶正的治法有补阳、滋阴、益气、养血、填精、增液、补虚、复损等；祛邪的治法有活血化瘀、抗癌攻毒、软坚散结、化痰逐饮、清热解毒、温经散寒等。要根据正气的强弱、邪气的盛衰，"适事为故"。如本例补泻同施，病重时，要力挽狂澜，一至三诊汤剂每天1剂；症状缓解，要稳扎稳打徐图之，四至十一诊共服92剂；十一诊后，为了巩固疗效，防止复发，在6年半中，共服716剂，平均3天服1剂，服药量呈逐年递减趋势。通过一至六诊正气有所恢复，邪气有所顿挫的转机下，从第七诊起，加煨甘遂，从1g到1.5g再到1.7g逐渐加量，以防"药过病所"。露蜂房亦渐次加入，葶苈子、大枣或加或减，亦寓有新意，十诊加旋覆花60g服12剂，再未嗳气。

总之以"祛邪不伤正，扶正不恋邪"为最高准则。尤其要强调的是，大证难证一定要坚持治疗，服够药剂，方能化险为夷。尤其后期要坚持较长时间的巩固治疗，如果疏忽此点，往往旧病复发，前功尽弃。本案这方面做得比较好，所以患者存活至今16年，生活质量亦如常人，值得庆幸。

煨甘遂类药虽有大毒，但临床屡用屡效，关键在于掌握好药的剂量以及炮制得法。不仅甘遂如此，其他一切毒药以及"十八反""十九畏"类药，亦应遵上法处理，百不失一，切记！切记！

露蜂房能通肺络，溶死血，抗过敏，抗癌毒，效果良好，不妨一试。

葶苈大枣泻肺汤泻胸水、腹水，疗效可靠，蒋老用此法泻心包积液效果也好。煨甘遂、葶苈大枣泻肺汤等治疗胸水、腹水的疗效均可靠，一般不反复，不丢失蛋白质，比人工抽取积液强很多。因人工抽取积液会丢失大量蛋白质，反复抽取极易形成恶性循环，造成"坏病""败病"，医者当慎重考虑。

癌是可以治愈的，不必谈癌色变。当然，癌病目前还是主要危害人类生命健康的"杀人元凶"，作为人民的"白衣天使""健康守护神"，在防治此类顽疾时，是不能掉以轻心、马虎从事的，要千方百计，调动一切有利因素，与它作坚决的斗争，终有一天，定能降伏此"恶魔"。

（二）外伤头痛特效方

1. 气虚血瘀、清阳不升外伤头痛经典方——补阳还五汤加减

【方剂组成】夏枯草 30g，天花粉 30g，麦冬 20g，赤芍 20g，当归尾 20g，川芎 20g，丹参 30g，葱须（后下）6 根，焦栀子 20g，炙黄芪 30g，葛根 20g，枸杞子 20g，桑寄生 20g，炒鸡内金 15g，白头翁 20g，炒水蛭 9g。

【方剂来源】《医林改错》。

【经典案例】男，45 岁。初诊日期：1992 年 7 月 12 日。

主诉：脑外伤40天。

现病史：脑外伤40天。现症：左太阳穴处胀痛，头闷，上午较重，语言不利，口干渴，两腿软，大便火辣不干，饮食不佳。舌质红，苔白，脉涩。

辨证：外伤头痛——气虚血瘀、清阳不升。

治法：补气活血，温阳健运。

方药：用本方3剂。

7月15日二诊：头脑胀痛少60%～70%，两腿软好转60%～70%，大便火辣感减轻40%～50%，饮食好，口干渴减轻80%。上方加桑寄生10g，赤芍10g，丹参10g，白头翁10g，枸杞子10g。4剂。

7月19日三诊：语言较前流利，低头则晕，左侧头胀痛且重，大便时已无火辣感。7月15日方加菊花（后下）20g、红花15g、丹参10g、川芎10g，减枸杞子10g、白头翁10g、桑寄生10g、天花粉10g、焦栀子10g、麦冬10g。3剂。

7月22日四诊：总体好转50%，仍头胀而沉闷，不清利，饮食不好，口干渴减轻。换补中益气汤加减：炙黄芪9g，白术9g，陈皮9g，升麻9g，柴胡9g，党参9g，炙甘草 6g，当归 9g，丹参 30g，大腹皮 12g，川芎 12g，菊花（后下）12g，赤芍 9g，天花粉 9g。30 剂。

9月6日四诊：精神好转，左侧头胀。新拟方：炙黄芪 30g，菊花（后下）20g，赤芍 30g，红花 20g，麦冬 12g，葱须（后下）8根，川芎 12g，炒水蛭 12g，丹参 60g，天花粉 20g。3 剂。

9月13日五诊：头胀好转，记忆不佳，谈话不利，余症消失。丹参 90g，葱须（后下）8根，赤芍 30g，菊花（后下）20g，麦冬 12g，炒水蛭 12g，天花粉 20g，川芎 15g，红花 20g，炙黄芪 40g。4 剂。

9月20日六诊：病情越来越稳定。丹参 120g，葱须（后下）8根，赤芍 60g，菊花（后下）20g，麦冬 9g，炒水蛭 12g，天花粉 9g，川芎 20g，红花 30g，炙黄芪 40g。3 剂愈。

辨治思路：本案患者乃外伤日久未愈，成为气虚血瘀证。善治血瘀之证者，当属清代医家王清任，就连当代名医唐宗海亦曰："王清任著《医林改错》……惟治瘀血最长。所立三方，乃治瘀血活套方也。"多数医家颇为认可此观点。

总结分析：血瘀之证兼有气虚，补阳还五汤为必选之方，此次没用地龙、桃仁，而是加丹参并重用至 120g，活血甚妙，故知辨证准确也。

2. 瘀血阻络外伤头痛经典方——四物汤加减

【方剂组成】当归9g，川芎9g，炒白芍30g，菊花（后下）15g，法半夏12g，竹茹12g，蜈蚣（研面冲服）10条，白芷9g，百合30g，炙甘草6g。

【方剂来源】《太平惠民和剂局方》。

【经典案例】男，26岁。初诊日期：1968年9月21日。

主诉：头痛头晕3年。

现病史：3年前右眉棱骨受外伤后头痛且晕至今。1965年1月，右眉棱骨处受外伤，当时昏迷25～26分钟，不省人事。从此出现两侧头痛且晕，时好时坏，经中西医治疗，无明显效果。现症：左右两侧头痛，痛如针刺，痛处固定，逢变天、生气、劳累加剧，伴有头晕、恶心、呕吐、口干不苦、纳食一般，二便尚平，睡眠尚可。舌质暗红，有瘀点，苔薄白，脉弦涩。

辨证：外伤头痛——瘀血阻络。

西医诊断：脑震荡后遗症。

治法：活血化瘀，平肝降逆。

方药：用本方 2 剂。

9 月 25 日二诊：服上方后，双侧头痛部位有移动，疼痛程度有所减轻，头晕亦减，夜眠欠佳。守上方加煅自然铜（先煎）15g，骨碎补 30g，刺蒺藜 30g，炒枣仁（捣）30g。4 剂。

10 月 5 日三诊：药后头痛头晕明显减轻，伤部有麻木感，脉转弦缓，舌质偏红。照上方加黑木耳 30g。4 剂。

1969 年 1 月 4 日四诊：头痛头晕基本消失，余症悉平，脉平，唯舌质偏红。照三诊方加石斛 30g。4 剂。

辨治思路：《素问·脉要精微论篇》云："头者，精明之府"，今眉棱骨受外伤，震伤"元神"，瘀血阻络，故而头痛且晕，何以知之？刺痛性质，部位固定，而且脉涩。治疗过程中取四物汤，去地黄之腻滞；当归、川芎养血行血；重用白芍行血平肝止痛；蜈蚣喜窜通络；煅自然铜、骨碎补疗伤续骨；白芷消肿息痛；菊花清头目而止晕；刺蒺藜平肝祛风止眩；竹茹、法半夏降逆止呕恶；百合、炒枣仁宁脉安神；炙甘草和中调药。如此一来，瘀血尽去，头络通畅。心脑安泰，神明自复矣！

总结分析：例 1 头痛为血瘀所致，用活血化瘀法收效，例 2 为血虚头痛,以补血滋阴、平肝通络收工,病同证不同,则治法各异,疗效显著。为医,当博采众方,勤求古训,善于汲取众医家之经验,取其精华,去其糟粕,切不可有门派之见,唯以己门派之理论、己门派之方处方用药为宗旨,排斥别家,唯己自大,此为学医者之大谬也。此思路于医、于己皆甚为不利,限定自己之思维,导致医学裹足不前也,学医者当戒之。

(三)痄腮特效方

热毒蕴结痄腮经典方——普济消毒饮加减

【方剂组成】黄芩 4g,炒黄连 4g,牛蒡子 6g,桔梗 2g,炙甘草 2g,玄参 6g,板蓝根 9g,升麻 2g,柴胡 2g,马勃 2g,连翘 6g,陈皮 2g,僵蚕 4g,薄荷(后下)2g。

【方剂来源】《东垣试效方》。

【经典案例】男,2 岁。初诊日期:1992 年 12 月 2 日。

主诉：腮腺肿痛 2 天。

现病史：腮腺肿痛，以耳垂为中心，向前、后、下发展，状如梨形，边缘不清，皮肤紧张光亮，触有疼痛。咽喉肿痛，口渴。舌质红，苔黄，脉数。

辨证：痄腮——热毒蕴结。

西医诊断：流行性腮腺炎。

治法：清热解毒，软坚散结。

方药：用本方 3 剂。

同时用外敷药：青黛 30g，冰片（研细面）10g，二药装瓶，3 剂。取适量仙人掌，约 2cm×2cm 大小，捣烂与上药共调成糊状，敷患处。3 天即愈。

辨治思路：本方主治大头瘟（原书称大头天行），乃风热疫毒之邪壅于上焦，发于头面所致。风热疫毒上攻头面，气血壅滞，致头面红肿热痛；温毒壅滞咽喉，则咽喉红肿而痛；里热炽盛，津液被灼，则口渴；舌红苔黄，脉数均为里热炽盛之象。疫毒宜清解，风热宜疏散，病位在上宜因势利导，疏散上焦之风热，清解上焦之疫毒，故法当解毒散邪兼施而以清热解毒为主。方中重用炒黄连、黄芩清热泻火，祛上焦头面热毒为君；以牛蒡子、连翘、薄荷、僵蚕辛凉疏散头面风热为臣；玄参、马勃、板蓝根加强清热解毒之功，配炙甘草、桔梗以清利咽喉，陈皮理气疏壅，以散邪热郁结，共为佐药；升麻、柴胡疏散风热，并引诸药上达头面，且寓"火郁发之"之意，功兼佐使之用。诸药配伍，共收清热解毒、疏散风热之功。

外用药青黛咸、寒，归肝、肺经。《本经逢原》："青黛，泻肝胆，散郁火，治温毒发斑及产后热痢下重。"加冰片和适量仙人掌外敷，加强了清热解毒之功。如此内外兼治，收效甚好。

总结分析： 流行性腮腺炎是由腮腺炎病毒引起的急性呼吸道传染病，中医称之为"痄腮""大头瘟"，是由风热时毒引起的传染病。邪毒从口鼻而入，侵犯少阳胆经，热毒蕴结经脉，郁结不散，气滞血瘀。其基本治疗法则为清热解毒，软坚散结。原书记载："治大头天行，初觉憎寒体重，次传头面肿盛，目不能开，上喘，咽喉不利，口渴舌燥"。现在常用来治疗丹毒、腮腺炎、急性扁桃体炎、淋巴结炎伴淋巴管回流障碍等属风热邪毒患者。

（四）发际疮特效方

内有火湿、外感风邪发际疮经典方——仙方活命饮加减

【方剂组成】金银花（后下）12g，连翘9g，蒲公英30g，白芷6g，紫花地丁30g，赤芍6g，炮山甲（先煎）9g，皂角刺9g，刺蒺藜9g，防风6g，甘草6g。

【方剂来源】《校注妇人良方》。

【经典案例】男，39岁。初诊日期：1967年11月9日。

主诉：后头部肿痛9月。

现病史：后头部疖肿始于1945年，1954年经中医药治疗病愈，今年2月又复发。现症：后头部发中及颈部有小疖肿十几个，此起彼伏，反复发作，红肿而硬痛，或有脓头，破后流少许脓水，痛苦不堪，西医输消炎药后可暂时消退，但不日即复发，头皮发痒，口不干苦，纳食尚可，二便尚平。舌质红，苔白略腻，舌有裂纹，脉弦缓。

辨证：发际疮——内有火湿、外感风邪。

西医诊断：多发性疖病。

治法：泻火解毒，疏风消散。

方药：用本方2剂。

11月13日二诊：肿痛明显减轻，数量亦减少。舌质红，苔薄白，脉缓弦。4剂。

11月23日三诊：疖肿已消散，头皮不痒，唯痔疮略痛。上方加柴胡9g，炒槐花9g。4剂。

11月28日四诊：症舌脉平平，遵上方4剂，巩固疗效。

辨治思路：本病的病因：一者湿热交蒸，二者素嗜甘腻肥浓，三者烟酒过多，四者房事不节，五者情志恼怒等。

总结分析：缠绵反复是本病特点。诊治上首先要除湿，其次要清热，用大剂清热解毒药，如金银花、蒲公英、紫花地丁。《素问·至真要大论篇》云："诸痛痒疮，皆属于心"，故治痒疮多用连翘，配甘草以清心护心；初起欲其消散，炮山甲、皂角刺用量宜轻，脓成欲其速穿，用量宜重；刺蒺藜、防风疏风，白芷理气止痛，赤芍和血。三诊加柴胡、炒槐花者，以疏肝凉血，止痔血疼痛也。总之，诊疗任何疾病，要治中有防，防中有治；要考虑周全，勿治一遗一；"毋虚虚，毋实实"；勿证轻药重，勿病重药轻；精心辨证，精心论治，斯为得当。

（五）瘿病特效方

气滞痰凝、热毒蕴结瘿病特效方——消瘿散

【方剂组成】大黄 20g，三棱 30g，莪术 30g，丹参 30g，赤芍 20g，炙甘草 6g，海藻 30g，皂角刺 12g，炮山甲（先煎）12g，僵蚕 15g，生牡蛎（先煎）30g，浙贝母 30g，玄参 30g，猫爪草 30g，紫花地丁 30g，天葵子 30g，金银花（后下）30g，夏枯草 30g，菊花（后下）15g。

【方剂来源】经验方。

【经典案例】女，31 岁。初诊日期：1992 年 6 月 8 日。

主诉：颈部淋巴结肿大 3 周。

现病史：3 周前出现颈部淋巴结肿大，吞咽不利，颈部可触到多个包块，质较硬，有触痛。消化性溃疡病史 8 年。

舌质红，苔白，脉弦。

辨证：瘿病——气滞痰凝、热毒内蕴。

治法：理气导痰，清热解毒。

方药：用本方4剂。

9月6日二诊：颈瘿基本消失，咽部自觉稍憋。新拟方：青果20g，夏枯草30g，桔梗10g，炙甘草6g，玄参30g，生牡蛎（先煎）30g，菊花（后下）20g，浙贝母20g。3剂愈。

辨治思路：瘿病为传统医学之病名，首见于《诸病源候论·瘿候》，该书指出瘿病的病因主要是情志内伤及水土因素，此病皆由脏腑功能失调，气血凝滞，壅塞不通，瘀积于颈部，经络运行不畅所致。此患者之瘿病，中药4剂即获效。

总结分析：为医者，在学习中医时，定要有自己独到之观点，切不可人云亦云，亦步亦趋，失去自我灵魂。唯有每个人对中医医理理解深刻，见解独到，方能达到中医百家争鸣、百花齐放之景象。

（六）乳癖特效方

肝气化热、肝脾不和乳癖特效方——软坚散

【方剂组成】露蜂房 10g，蒲公英 30g，紫花地丁 30g，柴胡 10g，炒鸡内金 20g，瓜蒌皮 30g，焦栀子 15g，延胡索 20g，赤芍 15g，昆布 20g，炙甘草 6g，猫爪草 20g。

【方剂来源】经验方。

【经典案例】女，25 岁。初诊日期：1993 年 9 月 9 日。

主诉：左侧乳房结节疼痛 1 年余。

现病史：哺乳期，左乳结节痛，口干口苦，饮食不好，大便可，小便黄，腰痛。舌质红，苔白，脉弦。

辨证：乳癖——肝气化热、肝脾不和。

治法：清热理气，疏肝理脾。

方药：用本方 3 剂。

9月12日二诊：结节缩小，已经不痛，饮食好，小便可，腰困，头痛，头晕。9月9日方加连翘12g，继服3剂愈。

辨治思路：本案患者之症状属于肝气不舒，结合其舌脉，知其肝脾不和，当以疏肝理脾之药治之，效果尚佳，故知辨证准矣。

总结分析：凡妇科治病，当从肝论治，且妇人以肝为本，故妇人之病，凡从肝论治，往往有效，更有甚者有奇效。中医辨证论治之博大精深足以学习一生。蒋老虽学习中医几十年，然辨证论治之时依旧如履薄冰，唯恐辨证失准，疗效欠佳，获闻患者疾病向愈，往往欣慰之至。蒋老常说："为医者，当以提高辨证论治为自己一生之目标，唯此，中医之复兴指日可待矣。"

○中医诊断入门
○中医辨证方法
○中医养生课程
○中医方剂汇总

微信扫码

（七）乳痈特效方

热毒炽盛乳痈特效方——乳痈汤

【方剂组成】紫花地丁 30g，制乳香、制没药各 12g，露蜂房 12g，瓜蒌 30g，蒲公英 30g，金银花（后下） 30g，连翘 12g，赤芍 9g，大黄 12g。

【方剂来源】经验方。

【经典案例】女，25 岁。初诊日期：1973 年 4 月 30 日。

主诉：乳房红肿疼痛 15 天。

现病史：产后 12 天，即患乳痈，经某医院用抗生素及中药治疗缓解后又复发，迄今已 15 天。用青霉素大剂量治疗时出现过敏反应，遂来我院门诊求治。现症：右乳红肿疼痛颇重，但乳汁通畅，口干且苦，纳食不好，大便干，数日 1 行，尿黄。舌质红，有红点，苔白腻，脉细数。查血常规：白细胞总数 28.8×10^9/L，中性粒细胞 91%。

辨证：乳痈——热毒炽盛。

西医诊断：抗生素无效性急性乳腺炎。

治法：清热解毒，通络止痛。

方药：用本方2剂。

5月4日二诊：服上方后，右乳红肿疼痛明显减轻，守上方3剂，药后家人来告复查血常规示白细胞总数及中性粒细胞数正常，病痊愈。

辨治思路：本案疾病西医称急性乳腺炎，中医称乳痈。多为哺乳期气逆乳凝、愤怒郁结或多食厚味导致肝气不行，壅阻于内而引起，主要表现为乳房结块、红肿热痛。治疗原则为疏肝理气，活血解瘀。痈肿之发于乳房，初起见乳房部出现大小不等之硬结，始觉胀痛，乳汁吮吸不畅而郁滞，渐感全身恶寒发热，或头痛，肢节不适。继则肿块增大，焮红痛加，寒热不退，甚则疼痛加剧，全身酸痛乏力，若局部肿块由硬变软，有波动感，则为脓已成。该病之早期，治宜疏肝理气，活血清热，通乳散结。用此方收效甚捷。若脓已成，则应尽快手术切开引流，脓出身热、剧痛立止。或脓尚未成者，则可选托里解毒之剂，方选托里透脓汤之类。亦可按辨证情况而施治。

总结分析：方中金银花、连翘、蒲公英、紫花地丁清热解毒；赤芍凉血；制乳香、制没药活血止痛；大黄通泻阳明腑热；瓜蒌清热散结，化痰导滞；露蜂房通乳络。

（八）消渴并发背痈特效方

热毒壅滞、阴虚血瘀消渴并发背痈经典方——仙方活命饮加减

【方剂组成】炮山甲（先煎）20g，乳香、没药、白芷、赤芍、浙贝母、防风、皂角刺、当归、陈皮各 9g，天花粉 15g，金银花（后下）30g，紫花地丁 30g，蒲公英 30g，连翘 15g，玄参 30g，制苍术 6g，黄芪 30g，山药 9g，生地黄 30g，甘草 6g，皂角刺 20g。

【方剂来源】《校注妇人良方》。

【经典案例】男，54 岁。初诊日期：1998 年 8 月 10 日。

主诉：左背部漫肿疼痛半个月。

现病史：患糖尿病 11 年余，这次病后于某省级医院住院治疗 10 天，经静滴消炎药治疗仍红肿，疼痛日甚一日，遂请中医会诊。现症：左背上部红肿高突如大碗大小，疼痛颇重，且感寒热，口干且苦，大便秘结，小便黄赤，精神不好，纳食欠佳。舌质偏红，苔白厚，脉滑数。查体：背局部有波动感。体温：39.2℃。血常规：白细胞总数 15×10^9/L，中性粒细胞 91%；空腹血糖：11.2mmol/L，餐后 2 小时血糖：17.4mmol/L。

辨证：消渴并发背——热毒壅滞、阴虚血瘀。

西医诊断：糖尿病，背部蜂窝组织炎。

治法：清热解毒，托里排脓，养阴养血。

方药：①内服本方 2 剂。②外敷：独角莲、鲜仙人掌各适量，捣膏敷患部，每天敷药 1 次。

5 月 12 日二诊：服上方及外敷药后，左背患部红肿疼痛略减，根盘紧束，按之波动感更明显，口干苦改善，大便通畅，小便黄赤减少。守上方 4 剂。

5 月 16 日三诊：患部已穿溃 3 个小口，血脓多，背痛红肿疼痛减轻 30%，纳食香，口中苦减轻 50%，二便正常，发热已退。体温：37℃。复查血常规：白细胞总数 4×10^9/L，中性粒细胞 60%；空腹血糖：6mmol/L，餐后 2 小时血糖：7.5mmol/L。照上方去连翘，蒲公英、紫花地丁、玄参、生地黄各改 15g，炮山甲、皂角刺各改 6g。6 剂。

5 月 22 日四诊：服上方后背痈消散 70% 以上，余症消失。照上方继服 8 剂。

5 月 30 日五诊：药后局部脓水甚少，疮口有新肉生长，诸症及舌脉平。复查体温、血常规、空腹及餐后血糖均正常。改用下方巩固疗效：黄芪 9g，炒山药 9g，玄参 15g，制苍术 6g，藿香 9g，佩兰 8g。4 剂。

14 年后随访，服完上方，病愈，未再反复。

辨治思路：消渴病易并发痈疽，本案即是。因脓未成，仍以清热消散为主。方中金银花、紫花地丁、蒲公英、浙贝母、天花粉、甘草、连翘清热解毒；炮山甲、皂角刺、当归、乳香、没药、赤芍、生地黄活血凉血而消散；陈皮、防风、白芷理气助散；玄参、苍术、黄芪、山药、藿香、佩兰降血糖、尿糖。如此有制之师，师出必胜！

总结分析：现代医学认为痈的发生是感染金黄色葡萄球菌所致，感染常从一个毛囊底部延到皮下组织，沿着深筋膜向四周扩散，侵及附近的许多脂肪柱，再向上传入毛囊群而形成多个脓头。西医对痈主要采取消炎和手术排脓的治疗措施，很难控制病情的反复。本病在中医中多属于"有头疽"范畴。发于颈项部称为"脑疽"，发于背部称为"背疽""搭手"。中医认为外感风邪、湿热之毒，以致气血凝滞，邪毒聚于肌肉之内而成本病；或因情志内伤、气郁化火，或因劳伤精气、火邪炽盛，或因过食膏粱厚味，脾胃运化失常，湿热火毒内生等导致脏腑蕴毒，凝聚肌表，营卫不和，气血凝滞，经络阻隔所致。

（九）金创疮特效方

邪毒伤外、津伤于内金创疮特效方——止痉散合瓜蒌桂枝汤加减

【方剂组成】全蝎（研粉装胶囊分次吞服）9g，蜈蚣（研粉装胶囊分次吞服）4条，天花粉50g，桂枝45g，白芍45g，炙甘草30g，生姜45g，大枣6枚。

【方剂来源】经验方、《金匮要略》。

【经典案例】女，18 岁。初诊日期：1953 年 9 月 16 日。

主诉：抽搐 1 天。

现病史：10 天前锈铁钉刺伤右手中指。现症：角弓反张，牙关紧闭，苦笑貌，肌肉痉挛，头痛，汗出，口干，低热（体温：37.9℃），精神欠佳，纳食不好，二便尚正常，末次月经：9 月 7 日。舌质红，苔白，脉沉迟。

辨证：金疮痉——邪毒伤外、津伤于内。

西医诊断：破伤风。

治法：祛风养津，调和营卫。

方药：用本方 2 剂内服。被锈铁钉刺伤的右手中指做外科清创消毒处理。

9 月 18 日二诊：药后热退，抽搐停止，口干、汗出消失，脉转浮缓。上方各味药量减半量，4 剂。

9 月 22 日三诊：上方服后症舌脉转正常，改下方巩固疗效。党参 9g，炒白术 9g，茯苓 9g，炙甘草 6g，当归 9g，熟地黄 9g，川芎 6g，炒白芍 9g，钩藤（后下）15g，天麻 12g。4 剂。

9 月 27 日四诊：服完上药后病愈，未再患。

辨治思路：本病《诸病源候论》称"金疮痉"，成人多由各种陈旧金属造成的穿刺伤引起，新生儿多由不洁剪刀断脐引发，现代医学认为其为外伤时感染破伤风杆菌所致。因虽各异，而发病则一。本病类似《金匮要略》中的"柔痉"病。因外伤时正值行经期，故取瓜蒌桂枝汤治之，其效如桴。

总结分析：方中天花粉（瓜蒌根）生津养血，桂枝汤调和营卫，止痉散祛风止痉，最后以八珍汤加味善后。方药丝丝入扣，故疗效神奇而速。

中医师可以大胆进行用传统中医的方法治疗外科病的尝试。

（十）骨折特效方

1. 肾阴虚损、血瘀气滞骨折愈合滞后经典方——六味地黄汤合桃红四物汤加减

【方剂组成】熟地黄20g，山茱萸20g，山药12g，

炒丹皮 9g，茯苓 9g，泽泻 3g，当归尾 15g，生地黄 9g，川芎 15g，赤芍 15g，桃仁 15g，红花 15g，骨碎补 30g，煅自然铜（先煎）30g，补骨脂 20g，炒鸡内金 20g，续断 30g，土鳖虫 20g，制乳香、制没药各 20g，生姜 4 片，炙黄芪 30g，党参 20g，炒白术 20g，炙甘草 6g。

【方剂来源】《小儿药证直诀》《医宗金鉴》。

【经典案例】男，22 岁。初诊日期：1969 年 4 月 3 日。

主诉：左手肿痛月余。

现病史：外伤性骨折 3 个月，经正骨后石膏固定已 3 个月，骨痂仍生长甚少。1 个半月前，固定石膏已拆除，但左手患部仍肿痛，尤其在手指活动锻炼时疼痛难忍，刺痛性质，不活动时也痛，但程度较活动时轻，往往在晚上出现自发性疼痛，变天下雨疼痛更甚。伴有口干或口苦，心烦神疲，或有气短，纳食减少，腰膝酸软。舌质偏红，有瘀斑瘀点，舌苔白腻，脉弦。

辨证：左前臂远端骨折愈合滞后——肾阴虚损、血瘀气滞。

西医诊断：外伤性左克雷氏骨折，骨痂生长不良。

治法：滋肾壮骨，活血化瘀，益气健脾。

方药：用本方7剂。

4月11日二诊：药后左手骨折部肿痛减少，余症亦相应改善。守上方7剂。

4月18日三诊：服上方后局部肿痛及余症减轻40%以上，效不更方。继服14剂。

5月2日四诊：药后诸症改善60%以上。仍守上方20剂。

5月23日五诊：诸症减轻80%以上。复查X线片示患部骨痂大量生长。坚守上方20剂。

6月12日六诊：症舌脉平。上方减味及剂量，继服20剂。

服完上药即拍X线片复查：骨折愈合。在3年内多次随访，病愈后未再患，早已恢复正常工作。

辨治思路：患者心烦神疲，或有气短，纳食减少，腰膝酸软。舌质偏红，有瘀斑瘀点，舌苔白腻，脉弦，辨证为肾阴虚损、血瘀气滞。宜滋肾壮骨，活血化瘀，益气健脾为主。

总结分析：从中医临床实践看中医"肾主骨"的理论确有道理。方取六味地黄汤滋肾阴、壮肾骨；桃红四物汤活血养血而祛瘀生新；更加骨碎补、煅自然铜、补骨脂、续断、土鳖虫、制乳香、制没药补肾接骨活血止痛；党参、炙黄芪、炒白术、炙甘草、炒鸡内金、生姜益气健脾，健胃和胃。诸药和合，立竿见影。

2. 肾亏骨损、气虚血瘀骨折特效方——补骨活血接骨汤加减

【方剂组成】熟地黄 30g，补骨脂 30g，骨碎补 30g，煅自然铜（先煎）30g，土鳖虫 20g，续断 30g，枸杞子 15g，山茱萸 15g，白术 30g，黄芪 30g，党参 30g，当归 20g，赤芍 20g，桃仁、红花各 20g，乳香、没药各 15g，炒杜仲 30g，炒鸡内金 20g，焦三仙各 20g，肉苁蓉 20g，玄参 20g，制苍术 6g，山药 6g，藿香 15g，佩兰 12g。

【方剂来源】经验方。

【经典案例】男，67 岁。初诊日期：1999 年 1 月 18 日。

主诉：左髋关节疼痛月余。

现病史：患者因在冰雪地摔倒致左股骨颈骨折，于某医院骨科住院治疗 20 天。入院即做牵引治疗，打 3 枚钢钉固定，同时输液，内服伤科接骨片，1 日 3 次，每次 4 片。

伤科接骨片主要成分：三七、鸡骨草、红花、制乳香、制没药、海星等。住院期间卧床休息，因春节临近，出院回家养病。现症：左髋关节疼痛、发僵，局部皮肤麻木，腰困腿软，精神不好，纳食不香，便秘尿黄。舌质红，苔薄白腻，脉弦。糖尿病病史1年多。

辨证：左股骨颈骨折——肾亏骨损，气虚血瘀。

西医诊断：左股骨颈骨折。

治法：补肾壮骨，益气活血、续断接骨。

方药：用本方7剂。

1月23日二诊：从术后第1天起，即每天服上方中药，同时服伤科接骨片。服7剂后，患部疼痛及发僵减轻。守上方7剂。

1月30日三诊：药后患部僵痛减轻30%～40%，其他症状也减轻许多，已提前下床活动。效不更方，再进7剂。

2月6日四诊：病情又进一步减轻50%，大便每日1行，尿色正常，精神好转。继服上方14剂。

2月21日五诊：患者病情好转70%，又加强活动。守上方30剂。

3月2日六诊：药后症舌脉平平，复查患部X线片：

骨折愈合良好。上方去白术、肉苁蓉、焦三仙、藿香、佩兰，余药减 1/3 的剂量。17 剂。

随诊 14 年，健康无恙。

辨治思路：蒋老接诊与该患者同为老年股骨颈骨折或伴有糖尿病的患者数人，本案患者服中药 82 剂，下床活动早，骨痂生长快，无任何后遗症，其他数人则不然。方中熟地黄、补骨脂、骨碎补、枸杞子、炒杜仲、山茱萸、续断补肾壮骨；土鳖虫、桃仁、红花、乳香、没药、煅自然铜、当归、赤芍活血化瘀；党参、黄芪补气；玄参、山药、制苍术、藿香、佩兰降血糖；肉苁蓉、白术通大便；炒鸡内金、焦三仙健脾胃。药证相符，奏效良捷。

3. 肾骨受损、气虚血瘀骨折愈合滞后经典方——桃红四物汤加减

【方剂组成】熟地黄 15g，当归 10g，赤芍 10g，川芎 20g，丹参 30g，桃仁 9g，红花 9g，制乳香、制没药各 10g，骨碎补 10g，煅自然铜（先煎）30g，桑枝 30g，片姜黄 20g，炙黄芪 30g，生姜 3 片，山茱萸 20g。

【方剂来源】《医宗金鉴》。

【经典案例】女，64岁。初诊日期：2008年2月23日。

主诉：右上肢肿痛月余。

现病史：患者1个月前不慎在冰雪地摔倒致右手前臂远端骨折。经省级医院骨伤科接骨、打石膏固定治疗，迄今骨痂生长甚少，遂来就诊。现症：右上肢伤部仍有肿痛，刺痛性质，活动右手指则疼痛明显，余无其他不适。舌质红，苔薄白，脉弦细。2月21日，复查右手骨折部X线片示骨痂生长甚少。

辨证：右手前臂远端骨折——肾骨受损、气虚血瘀。

西医诊断：右手克雷氏骨折，愈合滞后。

治法：补肾壮骨，益气活血。

方药：用本方7剂。

3月2日二诊：药后患部仍刺痛，大便1天2次，舌脉同上。照上方骨碎补、煅自然铜各改60g，丹参改60g，川芎改25g，熟地黄改30g，片姜黄改30g，制乳香、制没药各改12g，炙黄芪改40g，加川续断30g、炒山药30g。7剂。

3月9日三诊：药后大便2～5次/天，尿色如浓茶，右手患部石膏于3月6日拆除，患部有浮肿，局部有2处压痛明显，脉沉弦。上方加白芷9g，煨肉豆蔻20g。7剂。

3月16日四诊：患部痛已明显减退，疼痛减轻，右手麻木减轻50%，大便3～4次/天，偏稀。守上方去制乳香、制没药、生姜。7剂。

3月24日五诊：患部肿痛进一步减少，伤侧手指发僵，大便每天2次，不稀。照上方去煅自然铜。7剂。

3月31日六诊：患部肿痛极少，手指麻木亦然，大便正常，余症均消失。两脉缓弦。照上方川芎改30g，片姜黄改40g。7剂。

4月7日七诊：右手指略麻木，余无明显不适。复查X线片示患部新骨痂大量生长。依上方白芷改12g。7剂。

4月16日八诊：症舌脉平平，方剂做如下调整：桑枝30g，骨碎补60g，当归10g，赤芍10g，丹参60g，川芎30g，熟地黄20g，山茱萸20g，桃仁、红花各9g，片姜黄40g，炙黄芪40g，川续断40g，炒山药30g，白芷12g，煨肉豆蔻20g，煨诃子20g，延胡索20g。从本诊至4月30日（十诊）用上方加减共服21剂停药，X线片复查示骨折愈合，并于4年后随访，病愈，无后遗症。

辨治思路：花甲之年，骨本脆弱，雪地行走不慎，摔倒时右手本能地撑地，致使右手远端近腕部骨折。肾主骨，患者年属六十，肾已早衰，骨已失荣，有骨折之患。故以补骨壮骨为主；凡跌仆损伤，多有血瘀气滞兼虚证，因此又以活血益气为辅。方中熟地黄、炒山药、山茱萸、骨碎补、煅自然铜、川续断补肾壮骨，接骨续断为主；炙黄芪、炒山药、煨肉蔻、煨诃子、桃仁、红花、制乳香、制没药、当归、赤芍、川芎、延胡索、白芷、丹参益气健脾，活血化瘀，止痛消肿为辅；桑枝、片姜黄、生姜引经和胃为佐使。从二诊起加大主、辅药的力量以缩短疗程，从八诊开始又逐步减轻药物剂量及减少药味，充分体现"适事为故"的精神。用石膏固定，优点在于固定可靠，缺点在于其性大寒，有碍骨痂生长，若加服补肾壮骨及活血化瘀的中药，可避免此弊。同时还应适时拆除石膏，活动患肢。

总结分析： 肾主骨和髓的生长发育，与骨的功能有关。肾藏精，精生骨髓，骨髓充实，骨骼强壮，运动敏捷。肾的精气盛衰，直接影响骨骼的生长、营养、功能等。《素问·阴阳应象大论篇》云："肾主骨髓"，所以，补肾壮骨及活血化瘀的中药十分有利于骨骼的生长。此经验很值得推广。

（十一）扁平疣特效方

湿热上扰扁平疣经典方——四妙丸合二术汤加减

【方剂组成】地肤子30g，白术60g，板蓝根30g，苍术15g，苦参15g，薏苡仁60g，黄柏12g。

【方剂来源】《成方便读》《万病回春》。

【经典案例】女，19岁。初诊日期：1997年7月19日。

主诉：头部起扁平疣1年。

现病史：头部起扁平疣，额头部较多，小便黄，大便干。舌质红，苔白，脉弦。

辨证：扁平疣——湿热上扰。

西医诊断：扁平疣。

治法：清热燥湿。

方药：用本方5剂即愈。

辨治思路：扁平疣是一种很常见的皮肤病，是由病毒感染引起的，和身体抵抗力下降有一定的关系。中医认为此病由湿热所致。四妙丸主治湿热下注，这里去掉补肾和引药下行的怀牛膝，加利湿止痒的地肤子、苦参，加大剂量白术以增加利湿功能，加板蓝根清热解毒。配伍得当，药少力专，收效甚捷。

总结分析：扁平疣是一种由疣病毒感染引起的良性皮肤赘生物，多见于青少年，常发于颜面和手背，容易自身接种，也可传染他人，常突然发生，又很快地完全消失。本病一般无自觉症状，根据皮疹特点即可确诊。皮疹为粟粒至高粱米大小的扁平丘疹，为圆形、椭圆形或多角形，边界清楚，表面光滑，呈淡褐色、黄褐色或正常肤色。常对称发生于颜面、手背、前臂等部位，呈散在或密集分布，可因抓搔而发生自身接种，偶感轻度瘙痒，用燥湿解毒的中药治疗效果甚佳。

（十二）鹅掌风特效方

燥热夹风鹅掌风特效方——地肤子汤加减合外用方

【方剂组成】（1）内服方：苦参 30g，地肤子 30g，赤芍 12g，当归尾 9g，大黄 9g，炒鸡内金 12g，蛇蜕 9g，蝉蜕 9g，阿胶（另烊化服）9g，紫草 15g，忍冬藤 30g，焦三仙各 9g。

（2）外洗方：白鲜皮 30g，海桐皮 30g，川椒 30g，枯矾 30g，滑石 60g。煎水后外熏洗。

【方剂来源】经验方。

【经典案例】男，53 岁。初诊日期：1967 年 7 月 19 日。

主诉：手脚心皮肤干裂脱皮 11 年，加重半年多。

现病史：双手指及手掌与双足趾及足掌起小水疱；脱皮、开裂、作痒，口干且苦，小便黄，大便干。舌质红，苔白，脉弦。

辨证：鹅掌风——燥热夹风。

西医诊断：手足指（趾）掌真菌感染。

治法：清热润燥，祛风止痒。

方药：用内服及外用方各2剂。

8月3日二诊：用上方内服外洗后，病情大为好转，皮肤干燥、脱皮明显减轻，手足指（趾）掌皮肤转润，发裂、作痒亦显著减轻，脉转缓，效不更方。继用内服及外洗方各2剂。

9月5日三诊：经上方内外兼治，病情进一步改善，但近7天病情又有反复。仍守上方，各2剂。

10月17日四诊：经上治疗后，病情基本控制，守一诊方各2剂，内服方中加乌梢蛇12g。

10月20日五诊：症舌脉平平。照上继用内服方2剂、外洗方2剂，以巩固疗效。

辨治思路：本案辨证既属燥热又兼血热有风，取苦参、大黄、忍冬藤清热解毒；紫草、赤芍、当归尾、阿胶养血润燥；枯矾、滑石清利燥湿；蛇蜕、蝉蜕、乌梢蛇、地肤子、白鲜皮、海桐皮祛风止痒；川椒杀虫；炒鸡内金、焦三仙健脾胃助消化，紧扣病症，效果自捷。

总结分析：本病乃一顽疾，往往侵犯指（趾）甲，俗称"灰指甲"，现代医学治此病的药物，毒副作用较大，患者往往不能耐受而终止治疗。本案用中医药间断性治疗，仅用内外方10余剂即获愈，真感到意外，也是侥幸成功。

（十三）水疱特效方

治湿邪浸淫、水湿泛滥水疱特效方——地肤大枫子汤

【方剂组成】地肤子20g，苦参9g，白蒺藜20g，蝉蜕9g，大枫子3g，当归9g，赤小豆20g。

【方剂来源】经验方。

【经典案例】男，8岁。初诊日期：1992年6月28日。

主诉：手上起水疱，瘙痒半年余。

现病史：手上起水疱，瘙痒，大便正常，饮食正常。舌质红，白苔，脉濡数。

辨证：水疱——湿邪浸淫、水湿泛滥。

治法：祛湿止痒，清利水湿。

方药：用本方3剂。

7月8日二诊：手部水疱明显减少，大便每天1行，饮食可，精神可，鼻衄2次。6月28日方加白茅根12g，白蒺藜30g，炙甘草3g，薏苡仁15g，丹皮6g，炒鸡内金9g，炒黄连9g。继服6剂。

辨治思路：小儿脏腑娇嫩，形气未充，机体容易被外邪侵犯且发病容易，传变迅速。本案患儿手上起水疱，且有瘙痒之症，为湿邪浸淫之证，故在治疗时以祛湿止痒为宗，其效甚佳。儿科之病最为复杂，且较难辨证，故善治儿科者，他病亦擅长，儿科为学中医之基也。所以，学医者当诚心研习儿科之学，以此为基，再图进取，其艺必精，中医学者当记之。

总结分析：手上起水疱一是体内湿热过重，导致手上出现一些小水疱并伴轻微瘙痒。中医认为，体内湿热也会反映在体表。一般这类小水疱是半透明或者是不透明且伴轻微瘙痒。二是由一些真菌引起，因为夏季到了，很多人贪图凉快，喜欢在冰凉的水里面洗手或者是喜欢接触一些表面冰凉的东西，而这些东西上面往往存在着一些真菌，被感染后皮肤会出现小水疱并且伴随着不同程度的瘙痒。三是过敏，一些敏感肌肤的朋友，手部也可能会出现小水疱。

中医认为，湿邪浸淫之证在治疗时以祛湿止痒为宗，其效甚佳。

（十四）牛皮癣特效方

热毒上扰、湿邪浸淫牛皮癣特效方——黄丹汤加减

【方剂组成】大黄炭 9g，丹皮 20g，赤芍 20g，地肤子 60g，白蒺藜 60g，大枫子 9g。

【方剂来源】经验方。

【经典案例】男，20 岁。初诊日期：1992 年 9 月 27 日。

主诉：牛皮癣 2 年。

现病史：牛皮癣主要出现在头部、左颈部及下肢，口不干苦，纳食正常，大小便正常。舌质红，苔白，脉数。

辨证：牛皮癣——热毒上扰、湿邪浸淫。

治法：清热解毒，祛湿止痒。

方药：用本方6剂。

10月4日二诊：牛皮癣稍退，大便稀，每天1次。9月27日方加大枫子6g，大黄炭3g，丹皮10g，赤芍10g，蛇蜕10g，蝉蜕10g，全蝎（研面冲服）9g，蜈蚣（研面冲服）4条。继服6剂。

10月12日三诊：牛皮癣渐退。10月4日方加板蓝根20g，炒丹皮10g，蝉蜕2g，蜈蚣（研面冲服）1条，蛇蜕2g。继服6剂。

11月8日四诊：牛皮癣继续好转。10月12日方加大青叶30g，麦冬12g，天花粉12g，蛇蜕3g，蝉蜕3g，板蓝根10g，全蝎（研面冲服）1g，蜈蚣（研面冲服）1条，大黄炭减6g。继服5剂。

11月15日五诊：牛皮癣好转，余无明显不适。11月8日方加蝉蜕15g。继服15剂，愈。

辨治思路：本方用药仅6味，药量亦不大，服之有效，虽有侥幸，然其中亦有辨证准确之功也。本案辨证从患者之描述看，为热毒壅盛上攻头面，湿邪浸淫上焦，治疗以清热解毒、祛湿止痒之法，效尚佳，故以此法为基，灵活加减，继续治之。故无论何病为患，当以辨明病机，并以辨证论治为其治疗之根本，此乃遵《黄帝内经》之"谨守病机，各司其属……疏其气血，令其调达，而致和平，此之谓也。"

总结分析：牛皮癣从古至今治疗皆较为不易，此为湿邪缠绵之故耳，故常病久且反复难愈也，所以治疗此病需嘱患者耐心治疗，切忌"急功近利"而无所得也。

（十五）湿疹特效方

经络不畅、湿毒浸淫湿疹特效方——二虫汤加味

【方剂组成】全蝎（研面冲服）6g，蜈蚣（研面冲服）3条，炒丹皮15g，赤芍15g，地肤子30g，白蒺藜30g。

【方剂来源】经验方。

【经典案例】女，36岁。初诊日期：1992年10月4日。

主诉：湿疹 7 月。

现病史：湿疹始于今年 3 月，多方治疗无效，晚上加重，口不干苦，二便正常。舌质红，苔黄白，脉濡滑。

辨证：湿疹——经络不畅、湿毒浸淫。

治法：疏经通络，祛湿解毒。

方药：用本方 3 剂。

10 月 7 日二诊：湿疹好转 70%。10 月 4 日方加当归 10g，防风 9g，蝉蜕 9g，赤芍 5g，炒丹皮 5g，蜈蚣（研面冲服）3 条，全蝎（研面冲服）3g。继服 3 剂。

10 月 11 日三诊：湿疹又减轻 50%，大便干。10 月 7 日方加白蒺藜 60g，土荆皮 15g，乌梅 12g，浮萍 12g，地肤子 30g，当归 20g。继服 3 剂。

10 月 14 日四诊：不抓已不痒，全身皮肤变光滑。10 月 11 日方加黄芪 12g，去土荆皮。继服 3 剂。

辨治思路：湿疹为湿邪，其性缠绵，故难获愈。此患者湿疹病程较长，多方治疗，其效不佳，医者大多以祛湿止痒之法治之，殊不知若经络运行不畅，邪无出路，何以使邪去而得愈？故在治疗此病时，先以全蝎、蜈蚣疏通经络，使邪有出路，再以清热祛湿解毒之药治之，获效明显。

总结分析：为医者当以医之经典为尊，治疗常病当以经典为其理论依据，然在此基础之上，须灵活运用，切不可因循守旧，固步自封。通过治疗此病，当知众病各有其证，需准确把握其证。然若想准确把握其证，需勤学苦练，掌握基本功，方能灵活运用，这也是走向大医之路的途径。

（十六）肌肤瘙痒特效方

脾肾两虚、气血失养肌肤瘙痒特效方——地肤子汤加减

【方剂组成】当归10g，炒白芍10g，丹参15g，地肤子30g，白蒺藜30g，炒丹皮9g，炒山药30g，炒白术10g，怀牛膝9g，天麻10g。

【方剂来源】经验方。

【经典案例】女，50岁。初诊日期：1987年11月15日。

主诉：肌肤瘙痒2年余。

现病史：肌肤瘙痒 2 年余。现全身痒，大便稀，日行 2~3 次，饭后即便。舌质红，苔白，脉细。

辨证：肌肤瘙痒——脾肾两虚、气血失养。

治法：补益脾肾，调养气血。

方药：用本方 4 剂。

11 月 29 日二诊：身上瘙痒好转。11 月 15 日方加白芷 9g。继服 4 剂，愈。

辨治思路：本患者脾肾两虚日久，致使气血虚弱，肌肤失于濡养，故而肌肤瘙痒。当以补益脾肾、调和气血为其治法，脾肾得健，气血和调，肌肤得气血之滋养，瘙痒自愈。用药 4 剂，瘙痒好转，说明医理明了，辨证准确。

总结分析：本案患者肌肤瘙痒 2 年余，可知其为虚证。若以实证治之，徒耗正气，邪气仍聚而不能除，故先补正气为上策也。正气存内，邪气自安，瘙痒自止也。辨证准确，其效自现，常法治之未能获效，非中医中药之过也，乃辨证之理未学精也。

（十七）结节特效方

风邪犯肤、湿热滞络结节特效方——地肤子汤加减

【方剂组成】地肤子 60g，白蒺藜 60g，丹皮 20g，赤芍 20g，蝉蜕 10g，防风 10g，蛇蜕 10g，生地黄 15g。

【方剂来源】经验方。

【经典案例】女，23 岁。初诊日期：1993 年 5 月 8 日。

主诉：脸、颈部、两足、两下肢、两手出现结节 6 年。

现病史：脸、颈部、两足、两下肢、两手作痒，局部出现结节，口不干苦，饮食可，二便正常。舌质红，苔黄白，脉濡数。

辨证：结节——风邪犯肤、湿热滞络。

治法：清热祛湿，疏风止痒。

方药：用本方 4 剂。

5 月 15 日二诊：两手结节减少 50%。5 月 8 日方加桑枝 30g，当归 10g，蝉蜕 2g，减蛇蜕 1g。继服 4 剂，愈。

辨治思路：本患者之病证，病程较长，身上作痒，结合舌脉，尚无虚象。风邪善行而数变，风邪侵犯肌肤，故肌肤瘙痒。湿热阻络，经络运行不畅，故全身多处出现结节。况湿邪缠绵、黏腻，故较难愈，当以祛风、祛湿、止痒为其治疗大法。人体经络运行通畅，机体方能正常运行。若经络受邪阻滞，气血运行不畅，必然致病。

总结分析：本案患者患病 6 年，可知其经络阻滞，运行不畅久矣。若徒然疏通经络定不能治其根，风邪、湿邪、热邪在内，没有出路，经络自运行不畅矣，故当以祛风清热、祛湿为其治根之法。外邪得去，经络自通，病自当愈也。故蒋老以清热祛湿、疏风止痒之药治之，获效尚佳。治病时，当根据患者不同的情况灵活运用方药。

○ 中医诊断入门
○ 中医辨证方法
○ 中医养生课程
○ 中医方剂汇总
微信扫码

（十八）瘢痕特效方

血瘀络痹、热毒蕴结瘢痕经典方——桃红四物汤加减

【方剂组成】（1）内服方：桃仁、红花、赤芍、当归尾、地龙、片姜黄、人中黄、黄芪各9g，丹皮10g，昆布、海藻、金银花（后下）各15g，连翘、桑枝各12g，石斛30g。

（2）外敷经验方：桃仁、芒硝、红花各15g，蟾酥3g，冰片10g，白芷6g，滑石30g。共研细粉过细筛，用适量凡士林，调敷患部。

【方剂来源】《医垒元戎》。

【经典案例】男，22岁。初诊日期：1968年9月2日。

主诉：烧伤后瘢痕不愈半年余。

现病史：患者于工作中不慎被电弧烧伤左脸、左上肢及两手背部，被烧伤部的皮肤瘢痕高突累累，其韧如革，且红肿痛痒时作，触觉迟钝，两手活动受限，头晕失眠，疲乏无力，纳食差，大便干。舌质偏红，苔淡黄白腻，脉细而数。

辨证：瘢痕——血瘀络痹、热毒蕴结。

治法：活血通络，软坚散结，清热解毒。

方药：用内服方和外敷方各16剂。

服上方16剂后，病情显著改善，瘢痕渐平，皮肤转红润，痛痒减轻，携方回家继续治疗。

辨治思路：本患者被电弧烧伤，经络受损，致使瘀血阻滞脉络，脉络闭阻，日久成痹，故而两手活动受限；又因热毒结聚于脉络，故有红肿痛痒时作之症。患者之痛苦，医者唯亲眼看到，方能体会深刻。治以桃红四物汤加减活血通络，复以昆布、海藻软坚散结，又以金银花、连翘等清热解毒，再以外敷之剂调敷于患处，可谓是内外兼治、标本兼顾，确实有效。

总结分析：医之治病，莫不以患者之证为宗。只要辨证准确，用药对证，其效立见。治此证尚属首例，之前未见过此类患者。通过治疗此病，进一步证明，中医治病，无论病起何因，一定要善于把握其证，对"证"用药，才能取效良捷。从医者定要记此明理良言，方能在临床上对各种疾病得心应手，游刃有余。

（十九）隐疹特效方

血分湿热、肝风邪毒、营卫失固隐疹特效方——桂枝汤合止痉散加减

【方剂组成】丹皮、赤芍各 12g，地肤子、白蒺藜各 60g，蜈蚣（研面冲服）4 条，全蝎（研面冲服）4 条，炙甘草 6g，桂枝、白芍各 10g，生姜 4 片，大枣 4 枚。

【方剂来源】《伤寒论》、经验方。

【经典案例】男，60 岁。初诊日期：1989 年 9 月 16 日。

主诉：全身起风团伴瘙痒反复发作 2 年余。

现病史：2 年余来风团反复发作。发则全身瘙痒，抓之起小如米粒、大如核桃大小不等的风团皮疹，色淡红，以下肢为重，瘙痒或得热而缓或遇凉而安，夜则影响睡眠，昼则坐卧不安，伴口干。服中西药治疗无效。舌质偏红，苔淡黄腻，脉弦。

辨证：隐疹——血分湿热、肝风邪毒、营卫失固。

西医诊断：顽固性荨麻疹。

治法：凉血清热利湿，祛风调和营卫。

方药：用本方3剂。

9月19日二诊：上方服3剂，皮疹即显著减轻，9月16日方加蝉蜕10g。继服3剂。

9月28日三诊：继服3剂后，症状消失。嘱照上方再服6剂，以巩固疗效。

辨治思路：本患者之证较为顽固，2年不愈，且多方治疗不效，究其根本，为辨证不准。此次仅用药6剂，症状消失。

总结分析：学习中医辨证十分重要，并且一定要辨证全面。若想辨证全面，必须从基本功练起。唯有苦练基本功，辨证方能准确无误。世人皆说老中医治病效果如神，其实没有什么捷径可走，只有技艺娴熟，即辨证准确。为中医者，唯有辨证准确，用药对证，方能起死回生，造福苍生，这也是我们行医者努力的目标。

（二十）过敏性紫癜特效方

气不摄血过敏性紫癜经典方——归脾汤加减

【方剂组成】炒白术 10g，党参 20g，炙黄芪 30g，当归 9g，炙甘草 9g，茯苓 10g，炙远志 20g，炒枣仁（捣）60g，木香（后下）6g，龙眼肉 30g，仙鹤草 60g，丹皮炭 50g，炒鸡内金 20g，炒山药 20g，浮小麦 30g，枸杞子 20g，菟丝子 30g，生姜 9g，大枣 6 枚。

【方剂来源】《正体类要》。

【经典案例】女，41 岁。初诊日期：1993 年 8 月 22 日。

主诉：患过敏性紫癜 8 年。

现病史：双下肢斑点明显，患者精神疲乏无力，心慌气短，出虚汗，口干、口淡，大便或稀，腰困，背胀。月经量多，18 天仍不见净。舌淡，苔白，脉细弱。

辨证：过敏性紫癜——气不摄血。

治法：补气摄血。

方药：用本方 7 剂。

8 月 29 日二诊：紫癜略有减轻，疲乏，饮食增加，心慌，咳嗽，尿频。上方加炙冬花 30g，炙紫菀 30g，覆盆子 30g。7 剂。

1 月后随访，患者经上述治疗后，双下肢斑点消失，余症基本痊愈，未复发。

辨治思路：气虚不能摄血，故反复出血，久病不愈；气血亏耗，经脉百骸失于濡养，故见神疲乏力，心慌气短，月经量多；脾虚不能运化水谷，故见食欲不佳，大便稀；舌淡，苔白，脉细弱为气血亏虚之象，故予归脾汤健脾养心，益气生血；加仙鹤草、丹皮炭止血化斑消瘀；予浮小麦止汗；枸杞子、菟丝子补益肾气；炒鸡内金、炒山药健脾消食。在二诊中，随证加入炙冬花、炙紫菀润肺止咳，覆盆子补肾涩尿止遗。

总结分析：本案属中医学"紫斑"的范畴。血液溢出于肌肤之间，肢体表面现青紫斑点或斑块的病证，称为紫斑。《医宗金鉴·失血总括》说："皮肤出血，曰肌衄。"

（二十一）蜡烛疳特效方

蜡烛疳特效方——阳和汤加减合经验方

【方剂组成】（1）阳和汤。熟地黄 15g，鹿角胶（另烊化服）9g，炙麻黄 1.5g，炙甘草 6g，炮姜 6g，白芥子 20g，桂枝 6g，内服。

（2）经验方。黄芪 30g，苦参 15g，枯矾 15g，炒黄柏 15g，甘草 6g。煎水，洗患处。

（3）经验方。冰片 10g，枯矾 20g，黄柏炭 10g。共研细面干撒于患处。

【方剂来源】《外科证治全生集》、经验方。

【经典案例】男，66 岁。初诊日期：1992 年 6 月 7 日。

主诉：龟头发红、溃疡 2 月。

现病史：龟头发红作痒，后现溃疡，反复 3 ~ 4 次。龟头有黄豆大小的溃疡，包皮肉发黄，肛门龟头部位发热，小便起沫。多次就诊于不同的医院，有医院诊为"皮肤过敏"，有医院诊为"包皮炎"，有医院诊为"龟头炎"，经治疗无效。这次龟头发红，有溃疡已经 2 个月，包皮长，腰不困，大小便正常，小腹时凉，阴囊潮湿。舌质红，苔黄白，脉弦细。

辨证：蜡烛疳——营血不足、寒湿凝滞于内，湿热壅盛于外。

治法：内以温阳补血、祛湿除寒，外以清热解毒。

方药：用阳和汤内服 3 天，同时用中药外洗患处和洗完用药面干撒于患处。

1992 年 6 月 10 日二诊：溃疡面发干结痂，照上方用 3 天。

1992 年 6 月 13 日三诊：现龟头溃疡基本痊愈，冠状沟溃疡结痂。舌质红，黄白苔，脉弦缓。继用上方 3 天，巩固疗效。

辨治思路：本案患者曾求治于多处，前医多予清热解毒、泻火除湿、杀虫止痒之剂，获效甚微。细思之，蒋老认为龟头发红、溃疡等湿热证候可能是表象，本质是内里体虚不能鼓邪外出。前医之法未抓住疾病本质而收效甚微，应该反其道而行之，遂以外科第一名方"阳和汤"内服温阳补血，散寒通滞，同时加用熏洗、外敷清热杀虫之剂以清湿热，内外同治，收效甚佳。

总结分析：以本案之经验来看，临床中患者之症多繁杂，须仔细辨别，才能辨证准确，治疗获效。

（二十二）肛门瘙痒特效方

肝肾阴虚、肝风内动肛门瘙痒特效方——六味地黄丸加减

【方剂组成】熟地黄 20g，山药 20g，山茱萸 20g，丹皮 20g，泽泻 9g，茯苓 9g，白芍 15g，地肤子 9g，白蒺藜 9g，蜈蚣（研面冲服）4 条，全蝎（研面冲服）9g，钩藤（后下）30g。

【方剂来源】《小儿药证直诀》。

【经典案例】男，58 岁。初诊日期：1993 年 3 月 31 日。

主诉：肛门痒2年余。

现病史：2年余前出现肛门作痒。医院诊断不明，用药不效，每天早7~8点，中午11~12点，下午4~5点，晚11~12点作痒，小便有味，大便稀，饮食正常。舌质红，苔白，脉弦细。

辨证：肛门瘙痒——肝肾阴虚、肝风内动。

治法：补益肾精，养肝祛风。

方药：用本方5剂，水煎服。复诊后愈。

辨治思路：本患者之证乃奇证、怪证，故不能以常证论治。然辨证论治当需常理也，从其症状结合舌脉，知其为肝肾阴虚，肝风内动，下注肛门。风性善动，积聚于肛周，经络失养，故肛周作痒。治疗上当标本兼治，用药上以补益肾精，养肝祛风之法治之，方才获愈。

总结分析：是故无论疾病以何因出现，以何症之形式表现，当循中医之常理来辨证论治。辨证论治之方法不失，中医治病之理不背，则无论遇何证，都可从容应对，正所谓"以常达变"也。

三、妇科病特效方

（一）月经不调特效方

1. 肝血气虚、肝阳上扰月经先期特效方——养肝息风汤

【方剂组成】当归 9g，白芍 9g，制何首乌 12g，桑寄生 30g，山药 30g，菟丝子 12g，石斛 30g，续断 12g，沙参 12g，炒鸡内金 9g，茯苓 9g，醋香橼 9g，菊花（后下）12g。

【方剂来源】经验方。

【经典案例】女，26 岁。初诊日期：1968 年 9 月 23 日。

主诉：月经提前 5～6 天。

现病史：经量少，经前乳房胀痛，末次月经：9 月 13 日，白带多，孕 2 产 2。头痛，耳鸣，口干，纳差，右胁痛，肢凉，关节痛，气短，恶寒，便稀，腰痛。舌质红，苔薄白且少，脉弦细略数。

辨证：月经先期——肝血气虚、肝阳上扰。

西医诊断：月经失调，风湿性关节炎。

治法：补肝养血，潜阳息风。

方药：用本方 22 剂。

10 月 23 日二诊：月经 10 月 10 日至，仅提前 2～3 天，白带明显减少，头痛、耳鸣除，睡眠好，关节痛减轻 30%，其余诸症亦明显改善，效不更方。

11 月 23 日三诊：继服上方 30 剂，除关节仍稍痛外，余症均消失，舌脉平。

1 年后随访，病愈未患。

辨治思路：方中当归、白芍、制何首乌、桑寄生、菟丝子、石斛、续断、沙参补肝养血；山药、茯苓、炒鸡内金补脾健胃；醋香橼、菊花疏肝息风。诸药整合，功专效宏，自然如期而愈。

总结分析：月经先期，大多属热，而本案属肝之血气虚弱，肝阳上扰。治之以补肝养血，潜阳息风，服药 52 剂而愈。

2. 阴虚阳亢月经后期特效方——育阴潜阳方加减

【方剂组成】石斛 30g，沙参 30g，山药 30g，知母 9g，竹茹 9g，浮小麦 45g，焦栀子 9g，淡豆豉 9g，炒枣仁

（捣）30g，夜交藤 30g，菊花（后下）12g，生龙骨（先煎）、生牡蛎（先煎）各 12g，炙甘草 6g。

【方剂来源】经验方。

【经典案例】女，28 岁。初诊日期：1967 年 9 月 28 日。

主诉：月经后期 2 年。

现病史：月经周期为 50～60 天，每月推后 20～30 天，色黑量少，或小腹痛，白带多，末次月经：9 月 5 日。通宵失眠，噩梦多，心烦，头晕，耳鸣，纳少口干，尿黄便干，晚上寒热交替，腰困膝软。舌质暗红，苔少，脉弦细。

辨证：月经后期——阴虚阳亢。

西医诊断：月经失调，神经官能症。

治法：育阴潜阳。

方药：用本方 6 剂。

10 月 6 日二诊：月经 10 月 5 日按期而至，诸症亦相应减轻。守上方 25 剂。

10 月 31 日三诊：诸症消失，舌脉平，守方再进，12 剂善后。

半年后随访，病愈未患。

辨治思路：月经后期，多为虚寒证，而本案为虚热证，予以育阴潜阳剂，43 剂而愈。方中石斛、沙参、山药、浮小麦育阴；焦栀子、淡豆豉、竹茹、知母清虚热；生龙骨、生牡蛎、菊花潜阳；炒枣仁、夜交藤宁心安神；炙甘草调和诸药。方药对证，其效如桴鼓。

总结分析：凡治病，要善于抓主症，所谓"打蛇打七寸，治病抓主症"。善抓主症的本领从何而来？从千万临床实践中的千锤百炼中来，从无数次正反两方面的经验总结中而来。

3. 心脾两虚月经过多经典方——归脾汤加减

【方剂组成】（1）平时：党参 15g，炒白术 12g，茯神 6g，炙甘草 6g，炙黄芪 45g，当归 9g，炒枣仁（捣）30g，炙远志 6g，木香（后下）0.6g，龙眼肉 15g，生姜 2 片，大枣 5 枚，制何首乌 15g。

（2）经期：党参 15g，白术 12g，茯神 9g，炙甘草 6g，炙黄芪 30g，当归炭 6g，炙远志 6g，炒枣仁（捣）30g，木香（后下）0.6g，龙眼肉 12g，生姜 2 片，大枣 5 枚，仙鹤草 30g，血余炭 15g，棕榈炭 12g。

【方剂来源】《妇人大全良方》。

【经典案例】女，37 岁。初诊日期：1968 年 9 月 27 日。

主诉：月经量多半年。

现病史：经量多，有血块，每 25～26 天 1 行，末次月经：9 月 14 日，现仍不止。每逢经至则头晕、心悸、腰酸、腿困、懒动等加重，孕 2 产 2。平素心慌、头晕、睡眠梦多，食重则加剧，怕冷，下午腹胀，小便淡黄，大便偏干。手麻，腰酸腿困，乏精神。病起于劳累过度。面色萎黄不泽。舌质淡红，薄白少苔，脉弦细尺弱。9 月 4 日查血常规：血红蛋白 102g/L，白细胞总数 6.85×10^9/L，红细胞数 4.1×10^{12}/L，单核细胞 40%，淋巴细胞 56%，嗜酸性粒细胞 2%，大单核细胞 2%；血脂：总胆固醇 6.3mmol/L。

辨证：月经过多——心脾两虚。

西医诊断：月经失调，失血性贫血。

治法：补益心脾。

方药：用方（1）24 剂，方（2）6 剂。

10 月 25 日二诊：平时服方（1）24 剂，经至服方（2）6 剂，经量正常，诸症消失，舌脉正常。查血常规：血红蛋白 133g/L，白细胞总数 8.5×10^9/L，红细胞数 3.85×10^{12}/L，中性粒细胞 66%，淋巴细胞 34%，脸色转润泽。

1 年后随访，病愈，未再患。

辨治思路：方中炙黄芪、党参、炒白术、当归、龙眼肉、炙远志、炒枣仁、制何首乌、炙甘草、茯神、生姜、大枣补心健脾，气血充足，则血归其经；仙鹤草、血余炭、棕榈炭、当归炭止血，炭类药有收涩之特性，能使血循经周流，不溢于经络之外；木香调气醒脾，长期服用易耗阴，故减量至 0.6g。如此病除体健，诸症悉除如平人矣。

总结分析：本案为心脾两虚，脾不统血致经血量多。平素用归脾汤补脾加味统血 24 剂，经至仍以归脾汤为基础，加大量炭类止血药（当归改炭）获痊愈。

4. 冲任虚寒月经过少经典方——温经汤加减

【方剂组成】当归 12g，炒白芍 12g，吴茱萸 9g，肉桂 9g，党参 12g，炙甘草 6g，菟丝子 15g，枸杞子 15g，山药 30g，制何首乌 30g，大、小茴香各 9g，葫芦巴 15g，炙黄芪 12g。

【方剂来源】《金匮要略》。

【经典案例】女，21 岁。初诊日期：1968 年 10 月 7 日。

主诉：月经量少，经色淡白半年余。

现病史：经色淡白，经量少，1 ~ 2 天即净，按时至，小腹或憋，腰或困，末次月经：9月14日。口不干苦，纳食可，大便平。指甲发扁，面色晦暗。舌尖略红，苔淡黄略腻，脉弦细。

辨证：月经过少——冲任虚寒。

西医诊断：月经失调。

治法：温补冲任。

方药：用本方6剂。

10月14日二诊：经色转淡红。守上方再进30剂。

11月17日三诊：服上方11月14日经至，色鲜红，症舌脉平平。照上方减半量，15剂善后。

半年后随访，药后病愈，未再患。

辨治思路：本案之经色淡白乃冲任虚寒引起，予温补冲任方药51剂而恢复正常。

总结分析：方中葫芦巴、菟丝子温肾阳；大茴香、小茴香、吴茱萸、肉桂温里散寒；当归、炒白芍、枸杞子、制何首乌补血；炙黄芪、党参、山药、炙甘草补气。如此一来，里寒散，肾阳充，气血旺，冲任温煦得养，何患经色之不正耶！

大抵此类疾患，除先天禀赋偏阳虚外，多与嗜食生冷、衣被单薄、常用冷水洗漱等有关。

（二）痛经特效方

1. 阴亏有火、血热络痹痛经经典方——四物汤合金铃子散加减

【方剂组成】熟地黄 9g，当归 9g，白芍 12g，川芎 3g，川楝子 6g，延胡索 9g，炙龟板（先煎）9g，炙鳖甲（先煎）9g，知母 6g，黄柏 6g，法半夏 9g。

【方剂来源】《太平惠民和剂局方》《素问病机气宜保命集》。

【经典案例】女，24 岁。初诊日期：1968 年 4 月 18 日。

主诉：痛经 8 年。

现病史：1960 年以来，每行经则小腹痛，色黑有块，量不多，行经期 7 天，周期为 40 ～ 80 天，且伴有恶心、腰痛。末次月经：4 月 10 日。1964 年检查出左肺门 3、4、

5 肋间 1.5cm×1.5cm 厚壁空洞型肺结核。现症：经前及行经时痛经，胸憋、气紧、痰多，纳食不佳，失眠，腰腿酸困，手心发热，头晕。舌质暗红，尖有红点，苔白，脉弦细数。

辨证：痛经——阴亏有火、血热络痹。

西医诊断：功能性痛经，左肺厚壁空洞型肺结核。

治法：滋阴泻火，凉血通络。

方药：用本方 10 剂。

5 月 10 日二诊：服上方痛经除，5 月 9 日月经按时至，血块甚少，经量较前增多。其肺结核，经拟他方治疗亦愈。

辨治思路：本案痛经，辨为阴亏有火、血热络痹证，投滋阴泻火、凉血通络剂 10 剂而病愈。

总结分析：方中熟地黄、炙龟板、炙鳖甲滋阴；黄柏、知母泻火；当归、白芍、川芎、川楝子、延胡索活血化瘀，理气止痛；法半夏交通阴阳而化痰安眠。诸药和合，证对药合，故效如桴鼓。

2. 肝气郁结、化火生风痛经经典方——栀子豉汤、甘麦大枣汤、酸枣仁汤合温胆汤加减

【方剂组成】焦栀子 9g，淡豆豉 9g，浮小麦 45g，大

枣5枚，炙甘草6g，法半夏9g，茯苓9g，竹茹9g，枳实4.5g，炒枣仁（捣）30g，知母9g，合欢花12g，夜交藤30g，菊花（后下）12g，生石决明（先煎）30g，白芍12g。

【方剂来源】《伤寒论》《金匮要略》《千金要方》。

【经典案例】女，21岁。初诊日期：1967年10月18日。

主诉：痛经5年。

现病史：每逢经至则小腹痛，恶心，口咸，大便稀，有血块，经量多，尚按期至，末次月经：10月8日。现症：除痛经症状如上述外，近半年来因受精神刺激，致心烦重，脑乱，易怒，心悸，失眠，头晕，纳差，口干，大便1～3次/天，尿或黄，腰或痛，易牙痛。舌质暗偏红，尖有红点，苔薄白，脉沉弦细。

辨证：痛经——肝气郁结、化火生风。

西医诊断：功能性痛经，神经官能症。

治法：清肝解郁，平肝养心。

方药：用本方12剂。

11月10日二诊：服上方后，11月8日经按期至，无痛经，诸症舌脉平如常人，获愈。

辨治思路：本案痛经之病机为肝气郁结、化火生风，今服清肝解郁、平肝养心方药 12 剂而愈。

总结分析：方中焦栀子、竹茹、知母、菊花清肝泻火，淡豆豉、合欢花解肝郁；白芍、生石决明、枳实平肝降逆；炒枣仁、夜交藤、法半夏、茯苓安养心神、交阴阳水火。甘麦大枣汤养心肝而缓急。配伍精当，稳操胜券于指掌，其效既快又好。

（三）闭经特效方

1. 脾肾两亏、八脉皆虚闭经经典方——薯蓣丸加减

【方剂组成】山药 30g，熟地黄 12g，阿胶（另烊化服）9g，当归 9g，川芎 3g，白芍 9g，党参 9g，炙龟板（先煎）9g，鹿角胶（另烊化服）9g，炙鳖甲（先煎）9g，菟丝子 15g，五味子 6g，枸杞子 15g，韭菜子 12g，淫羊藿 9g，炙黄芪 15g，车前子（布包）3g。

【方剂来源】《金匮要略》。

【经典案例】女，28岁。初诊日期：1968年11月13日。

主诉：闭经69天。

现病史：15岁初潮，每半年至1年1行，曾有一次行经时剧烈运动致月经40天淋漓不止，服中药后方止，从此以后，虽半年至1年1行，但经期延至15～20天。1965年5月，因劳累又40多天淋漓不净，于某医学院附属医院行刮宫术，口服中药，至7月3日方止，规律口服激素类药物月经能按期至，停药又不行经。1968年5月11日某院妇科检查：（1）子宫周围炎；（2）左附件炎；（3）子宫后屈Ⅱ度。末次月经：9月5日，迄今不行。行经时色红有血块，15～20天净，经期或小腹痛，或腰痛不适，足后跟痛，结婚5年未孕。纳可，口或干，脘腹常憋，易汗出，头顶及眉心痛，大便干。舌质淡红，尖有红点，苔薄白且少，脉两寸关虚弦，两尺偏弱。

辨证：闭经——脾肾两亏、八脉皆虚。

西医诊断：闭经，子宫周围炎，左附件炎，子宫后屈Ⅱ度。

治法：温补脾肾，温养八脉。

方药：用本方3剂。

12月3日二诊：于11月24日行经，7天净，经色正常，略有血块，小腹稍痛，经后无不适，脉左尺滑，右寸浮滑，关尺沉。1969年1月6日又行经，5天净，一切正常。

辨治思路：本案之闭经，由脾肾两亏、八脉皆虚引起，治之以温补脾肾、温养八脉之方药3剂，月经连行2个周期，症舌脉基本恢复。

总结分析：方中淫羊藿、菟丝子、韭菜子、阿胶、鹿角胶温补肾阳；熟地黄、炙龟板、炙鳖甲、枸杞子、当归、白芍、川芎调补肝肾；黄芪、党参、山药补脾肺之气；五味子敛肺肾；车前子利湿而不伤肾。诸药和合，共奏奇功。尤其方中血肉有情之品，厥功至伟，非草木根皮可比。《素问·阴阳应象大论篇》云："形不足者，温之以气；精不足者，补之以味"，正此之谓也。凡病虚损者，非血肉之品不易奏功，清·叶天士深谙此理而常用之，《临证指南医案》中比比皆是，读者可参考之。

2. 肝郁血虚闭经经典方——桃红四物汤加味

【方剂组成】桃仁9g，红花9g，熟地黄12g，当归12g，川芎4.5g，白芍15g，郁金9g，醋香附9g，莪术

9g，乌药 9g，怀牛膝 9g，桂枝 9g，炒枣仁（捣）30g，生龙齿（先煎）45g，三棱 9g。

【方剂来源】《医宗金鉴》。

【经典案例】女，23 岁。初诊日期：1968 年 3 月 30 日。

主诉：闭经半年。

现病史：1965 年以前，月经正常。1965 年因劳累，又食生冷，致月经不按期而至，注射黄体酮后，曾行经 1 次，服中药 18 剂后再行经 1 次，此后未行。现症：月经 6 个月不行，黄带多且臭，小腹胀而发冷，两少腹痛，喜按喜热，进食凉物则脘腹不适，口不干苦，纳食可，小便平，大便偏干，末次月经：1967 年 9 月，睡眠不好，梦多，四心发热，肢末发凉，腰酸。舌质红，尖有红点，苔薄白，脉右寸关弦滑，左沉弦细。

辨证：闭经——肝郁血虚。

西医诊断：闭经。

治法：疏肝通络。

方药：服本方 4 剂。

4 月 4 日二诊：4 月 3 日行经，无小腹与少腹痛及发凉，量中等，余无不适。

辨治思路：本案之闭经乃肝郁血虚所致，给予疏肝解郁、活血通络之方药 4 剂，即行经。

总结分析：方中郁金、醋香附、乌药疏肝解郁，理气调血；三棱、莪术、桃仁、红花、怀牛膝活血通经，化瘀行血；当归、川芎、熟地黄、白芍养血和血，调理月经；炒枣仁、生龙齿养心安神；桂枝温经散寒。各药协同，共起养血调经、活血通经的作用，故服 4 剂即行经。方药对证，其效良捷。

（四）崩漏特效方

1. 心脾两虚、肝气厥逆崩漏经典方——四物汤加减合归脾汤加减

【方剂组成】（1）平时服方：当归 9g，白芍 15g，川芎 15g，菊花（后下）12g，山药 30g，石斛 15g，炒枣仁（捣）30g，枸杞子 12g，刺蒺藜 12g，炙甘草 6g。

（2）经期方：党参 15g，白术 12g，茯神 6g，炙甘草

6g，炙黄芪 30g，当归炭 6g，炒枣仁（捣）30g，炙远志9g，龙眼肉 12g，阿胶（另烊化服）12g，血余炭 12g，仙鹤草 30g。

【方剂来源】《太平惠民和剂局方》《正体类要》。

【经典案例】女，34 岁。初诊日期：1967 年 9 月 5 日。

主诉：月经量过多，淋漓不止半年。

现病史：近半年来，月经量特别多，每月行经 2～3 次，每次行 9～10 天仍淋漓不止，有血块，小腹痛。末次月经：8 月 25 日。现症：月经淋漓不止，经量特别多，经常头晕头痛，失眠，心慌，气短，口干且苦，食纳或不好，尿黄，便干，四心发热，腰痛。舌质红，苔薄白，脉弦细。

辨证：崩漏——心脾两虚、肝气厥逆。

西医诊断：功能性子宫出血。

治法：补益心脾，养阴平肝。

方药：用本方间隔内服。

11 月 10 日二诊：平时服方（1）56 剂，经期服方（2）36 剂，月经恢复正常，诸症舌脉平，妊娠试验阳性。

辨治思路：本案之崩漏为心脾两虚、肝气厥逆所致，平时选用四物汤加减，经期则服归脾汤加炭类止血药共 92

剂而愈。

总结分析：方中炙黄芪、党参、白术、炙甘草、山药、炙远志、茯神、炒枣仁补心脾，安心神；当归、川芎、白芍、枸杞子、龙眼肉补血养血；菊花、石斛、白芍、刺蒺藜养阴平肝；当归炭、阿胶、血余炭、仙鹤草止血。诸药和合，共奏奇功。

2. 肾阴亏虚、血热妄行崩漏经典方——六味地黄汤合十灰散加减

【方剂组成】熟地炭、生地炭、侧柏叶炭、山茱萸、藕节炭各 12g，丹皮炭、枸杞子各 20g，血余炭 15g，墨旱莲 30g。

【方剂来源】《小儿药证直诀》《十药神书》。

【经典案例】女，60 岁。初诊日期：1990 年 4 月 8 日。

主诉：阴道出血 1 月。

现病史：14 岁初潮，平素月经正常，绝经 13 年。孕 5 产 3。现症：每 5～10 天阴道出血 1 次，量或多或少，色鲜红，淋漓数日，平素无带下，除精神稍差外，余无特殊不适。舌质红稍淡，苔薄白，脉两尺无力，余部弦细。

宫颈刮片病理检查提示：核异质细胞，巴氏ⅢA级。妇科检查诊为"老年性阴道炎，疑似宫颈癌"。西医建议进一步活检或行宫颈锥形切除术，患者因恐惧手术，求诊于中医。

辨证：崩漏——肾阴亏虚、血热妄行。

治法：滋肾养阴，凉血止血。

方药：用本方6剂。

12月30日二诊：血止，腹微胀，腰或困。守上方加枳实、大腹皮各6g，炒鸡内金9g，炙黄芪12g。继服6剂。

1991年1月6日三诊：诸症悉平。复查宫颈刮片：巴氏Ⅱ级。上方适当减量继服，以图根治。

辨治思路：本病证属中医之崩漏。患者出血量多，且色红，为血热之征，脉两尺无力为肾虚之象，遂投以六味地黄汤合十灰散加减，用药对证，服药共计18剂愈。

总结分析：此法甚简，唯对证用药耳。现在人们皆谓中医难学，不好掌握。其实，学中医简而言之，就是学对"证"下药。然好多人，皆不对"证"下药，临床不效，则说中医效果不好，此言大谬。中医精髓丢失，何怪中医之不效？非中医之错也，错在学中医之人失中医之精髓。

（五）经行腹胀特效方

气血两虚、清阳不升经行腹胀经典方——补中益气汤合四物汤加减

【方剂组成】炙黄芪 9g，白术 9g，陈皮 6g，升麻 3g，柴胡 3g，党参 9g，炙甘草 6g，当归 9g，熟地黄 9g，川芎 4.5g，白芍 9g。

【方剂来源】《脾胃论》《太平惠民和剂局方》。

【经典案例】女，45 岁。初诊日期：1967 年 3 月 15 日。

主诉：每逢经至腹胀 4 年。

现病史：每逢经至则小腹发胀，四肢憋胀。月经 21 ~ 22 天 1 行，色黑有块，量多，末次月经：3 月 11 日。口干，食纳可，二便平，腰困，中午 12 点至凌晨 5 点发热。舌质红，苔薄白，脉弱。

辨证：经行腹胀——气血两虚，清阳不升。

西医诊断：腹胀。

治法：补养气血，升举清阳。

方药：用本方4剂。

3月20日二诊：诸症舌脉平复如常人。

辨治思路：本案经四诊辨证为气血两虚、清阳不升证，用补养气血、升举清阳方药 4 剂而愈，可谓效速。

总结分析：方中炙黄芪、党参、白术、炙甘草、当归、熟地黄、川芎、白芍补养气血；升麻、柴胡、陈皮升举清阳而理气。药后气血充沛，清阳上升得位，诸症舌脉平复如常人。

中、西医学，是在不同的历史阶段及社会背景下产生的，是截然不同的两个医学体系。目前，中、西医学可以互相参考，但不要牵强附会，生搬硬套，否则会闹出许多笑话，影响各自的疗效，从医者当审之慎之。

○中医诊断入门
○中医辨证方法
○中医养生课程
○中医方剂汇总
微信扫码

（六）带下病特效方

1. 脾肾两虚、气血不足带下过多经典方——八珍汤加减

【方剂组成】党参 9g，炙黄芪 15g，山药 30g，茯苓 9g，炙甘草 6g，当归 9g，白芍 9g，石斛 30g，菊花（后下）15g，生牡蛎（先煎）30g，炙鳖甲（先煎）12g，炙龟板（先煎）12g，枸杞子 12g，炒枣仁（捣）30g。

【方剂来源】《正体类要》。

【经典案例】女，30 岁。初诊日期：1967 年 10 月 23 日。

主诉：带下过多 4 年。

现病史：带下量多，色白，月经提前 3 ~ 4 天。末次月经：9 月 17 日。经常头晕，耳鸣，口不干苦，或咽痛，纳食可，腹胀，身肿，大便干，小便可，腰困。舌质红，少苔，脉弦细尺弱。查血红蛋白：80g/L。

辨证：带下过多——脾肾两虚、气血不足。

西医诊断：慢性宫颈炎，贫血。

治法：滋阴补血，补脾益气。

方药：用本方12剂。

11月15日二诊：白带无异常，腹胀，头晕，身肿，咽痛，便干等症消失，舌脉亦平复。查血红蛋白：130g/L。

辨治思路：本案患者年属三十，既有忙不完的家务，又有繁重的工作，上有老下有小，体力及脑力的负担都较重，劳倦伤脾致气血两虚，用脑作强过度致肾阴亏虚，脾肾两虚，故白带量多。故给滋阴补血、补脾益气之方药12剂，基本康复。

总结分析：方中党参、茯苓、山药、炙甘草、炙黄芪补气，当归、白芍、枸杞子补血，生牡蛎、炙鳖甲、炙龟板滋阴潜阳，石斛滋阴，菊花清肝，炒枣仁安神，如此周密组合，宜乎效佳，康复有期。

凡治病，当选古今名方。因这些方剂历经千锤百炼，疗效稳定，但要密切结合临床实际，予以加减化裁，否则，古方怎能治今病？

2. 心脾两虚、肾气不足带下病经典方——归脾汤加减

【方剂组成】炒白术 60g，党参 15g，炙黄芪 15g，当归 15g，炙甘草 6g，茯苓 6g，炒枣仁（捣）30g，木香 6g（后下），龙眼肉 20g，生姜 9g，大枣 4 枚，仙鹤草 30g，炒杜仲 20g，川续断 20g，大腹皮 15g，炒鸡内金 12g。

【方剂来源】《正体类要》。

【经典案例】女，20 岁。初诊日期：1992 年 6 月 10 日。

主诉：带下色黄而淡 10 天。

现病史：带下色黄而淡，腰部困痛，食后腹胀。纳眠尚可，二便调。舌质红，苔白，脉沉细。

辨证：带下病——心脾两虚、肾气不足。

治法：健脾养心，益气补肾。

方药：用本方 3 剂。

二诊：1992 年 6 月 14 日来诊，腰部仍痛，黄带好转，食后腹胀感消失，饮食增加。改炒杜仲 40g、川续断 40g，加延胡索 15g、白鸡冠花 30g。3 剂。

辨治思路：经、带、胎、产病是妇科特有的疾病，带下病首见于《素问·骨空论篇》，《傅青主女科·带下》

云："夫带下俱是湿症，而以带名者，因带脉不能约束而有此病，故以名之。盖带脉通于任、督，任、督病而带脉始病。"任脉为阴脉之海，主一身之阴精，凡人体精、血、津、液都由任脉总司；督脉为阳脉之海，对任脉起温化作用；带脉主司约束，使任脉所主之阴精不致滑脱而下。《医宗金鉴》认为，带下者，由于劳伤冲任，风邪入于胞中，血受其邪，随人脏气湿热、湿寒所化。色黄属脾，为虚湿。带下色黄而淡者，宜六君子汤或加味归脾汤。

总结分析：生理性带下是肾气充足、脾气健运的表现。肾藏精，带下是肾精下润之液，肾气盛则润滑如膏，充养和濡养前阴孔窍；脾主运化，具固摄提升之功，脾气健运，则阴道、阴户"津津常润"而不得滑脱。本案患者属心脾两虚，故予归脾汤补气健脾养心，同时使用大剂量白术健脾燥湿。归脾汤中含有保元汤，保元汤由黄芪、人参、甘草、肉桂组成，有益气温阳的作用，并予川续断、杜仲补肾益精。肾为腰之府，故二诊中加大补肾力度，并加延胡索止痛、白鸡冠花收敛止带。

（七）阴痒特效方

肝热生风、湿热下注阴痒特效方——蛇床子散加减

【方剂组成】地骨皮、刺蒺藜、蛇床子、土荆皮、川椒、生明矾各 20g。

【方剂来源】《疡科纲要》。

【经典案例】女，63 岁。初诊日期：2001 年 6 月 30 日。

主诉：阴中奇痒 1 周。

现病史：阴中奇痒，范围较广，除大、小阴唇外，整个阴道亦痒，瘙痒难耐，坐卧不安，搔之破皮甚至出血少许方肯罢休，伴有口干口苦、心烦意乱等症状。舌质红，苔薄白腻，脉弦。糖尿病病史 3 年，空腹血糖 7.8mmol/L，采用饮食控制。

辨证：阴痒——肝热生风、湿热下注。

治法：凉肝祛风，祛湿止痒。

方药：用本方1剂奇痒减轻，2剂明显减轻，4剂痊愈。

辨治思路：肝经绕行阴部，肝热生风，风其性善行，兼夹湿热，下注阴中，致使阴痒，此为阴痒之病机也。蒋老思量此病，唯以祛风、祛湿、止痒方可见效，遂以蛇床子散洗方加减投以4剂而获愈。

总结分析：方药对证，治疗效佳。医者治病，必全盘考虑，并善于捕捉患者所患病邪之属性，若得邪之属性，治病当得心应手，手到擒来。

（八）不孕特效方

1. 血虚有热、血滞有寒不孕经典方——桃红四物汤合金铃子散加减

【方剂组成】桃仁6g，红花6g，当归9g，熟地黄9g，白芍9g，川楝子6g，延胡索6g，炙鳖甲（先煎）9g，阿胶（另烊化服）6g，大、小蓟各6g，艾叶6g，肉桂

6g。

【方剂来源】《医宗金鉴》《素问病机气宜保命集》。

【经典案例】女，25岁。初诊日期：1968年6月10日。

主诉：不孕4年。

现病史：结婚4年不孕，月经提前2～3天，量多色淡红，有血块，小腹痛重，腰困。末次月经：6月4日。舌质红，有瘀点，苔白，脉弦细。行产科检查：宫体前倾屈位，5cm×3cm大小，宫体发育欠佳。患者因此精神负担颇重。

辨证：不孕——血虚有热、血滞有寒。

西医诊断：原发性不孕，子宫发育不良。

治法：补血清热，活血散寒。

方药：用本方6剂。

7月10日二诊：服上方6剂，即妊娠，后顺产一男。

辨治思路：本案不孕为血虚有热、血滞有寒证，选用补血清热、活血散寒方药6剂即妊娠。

总结分析：方中当归、白芍、熟地黄、炙鳖甲、阿胶补阴血；大蓟、小蓟、白芍、川楝子清热理气；桃仁、红花、艾叶、肉桂散寒活血。诸药配合有度，方药对证，故疗效甚捷。

2. 气滞血瘀不孕经典方——四物汤合金铃子散加减、芍药甘草汤合金铃子散加减

【方剂组成】（1）当归 9g，熟地黄 12g，川芎 6g，白芍 9g，川楝子 9g，延胡索 9g，制乳香 12g，制没药 9g，木香（后下）9g，青皮 6g，陈皮 6g，干姜 6g，枳壳 3g，金银花（后下）9g，炙甘草 6g。

（2）白芍 9g，炙甘草 4.5g，川楝子 9g，延胡索 9g，赤芍 9g，当归尾 9g，续断 12g，乌药 9g，茯苓 9g，青、陈皮各 9g，大、小茴香各 9g，肉桂 9g。

【方剂来源】《太平惠民和剂局方》《素问病机气宜保命集》《伤寒论》。

【经典案例】女，22 岁。初诊日期：1967 年 9 月 22 日。

主诉：结婚 4 年未孕。

现病史：月经 40 ～ 60 天 1 行，色黑，量少，无血块，经至小腹痛、腰痛。末次月经：8 月 27 日。平时少腹痛。舌质红，尖有红点，少苔，脉弦细。

辨证：不孕——气血瘀滞。

西医诊断：继发性不孕，双侧附件炎。

治法：调气活血。

方药：平时服方（1）2剂，经行服方（2）8剂，即妊娠。诸症消失。

辨治思路：本案辨证为气滞血瘀之不孕，投予调气活血方药，共服10剂便怀孕。

总结分析：方中川楝子、木香、青皮、陈皮、枳壳、乌药理气调气；延胡索、制乳香、制没药、当归尾、赤芍、川芎活血和血；四物汤补血；茯苓健脾；续断补肾；大茴香、小茴香、肉桂、干姜温里散寒；金银花清热解毒；炙甘草调和诸药。如此重点突出，又兼顾他症，令气滞者畅、血瘀者通，何患阴阳不平而不孕呢？

3. 肝肾阴亏、心脾血虚不孕经典方——天王补心丹合三甲复脉汤加减

【方剂组成】当归12g，熟地黄12g，天冬9g，麦冬9g，炒枣仁（捣）30g，柏子仁15g，炙远志15g，党参12g，丹参12g，玄参15g，炙龟板（先煎）12g，炙鳖甲（先煎）12g，生龙骨（先煎）、生牡蛎（先煎）各30g，火麻

仁 30g，龙眼肉 15g，炙甘草 15g。

【方剂来源】《摄生秘剖》《温病条辨》。

【经典案例】女，25 岁。初诊日期：1967 年 9 月 26 日。

主诉：婚后 5 年未孕。

现病史：月经 23 ～ 28 天 1 行，色黑有血块，小腹痛、腰痛，经至前后白带多，或为黄色而臭。末次月经：9 月 18 日。平时心悸，心慌气短，失眠梦多，头晕，口干鼻干，胃或痛，小便黄，大便干，周身关节痛，胁痛，或身肿。舌质红，少苔，脉沉细。

辨证：不孕——肝肾阴亏、心脾血虚。

西医诊断：原发性不孕，风湿性心脏病。

治法：滋养肝肾，补益心脾。

方药：用本方 18 剂。

10 月 15 日二诊：诸症减 90% 以上，10 月 11 日经至，小腹及腰未痛。

1968 年 1 月 4 日三诊：已怀孕 2 个多月。

辨治思路：本案辨证为肝肾阴亏、心脾血虚之不孕，选用滋养肝肾、补益心脾之方药 18 剂而孕。

总结分析：方中熟地黄、天冬、麦冬、生牡蛎、炙龟板、炙鳖甲、玄参滋补肝肾真阴；当归、党参、炙甘草、龙眼肉、炙远志、炒枣仁、柏子仁、丹参、生龙骨、火麻仁补益心脾血脉。药证相当，疗效自显，说明凡病诊疗，遵循辨证论治者，必百发百中，不按辨证论治为事者，犹如"盲人骑瞎马，夜半临深池"。

（九）恶阻特效方

胎气壅滞、痰热上逆恶阻特效方——温胆汤加味

【方剂组成】法半夏 9g，陈皮 6g，茯苓 9g，炙甘草 3g，竹茹 15g，枳实 6g，灶心土（煎水，澄清，取冷后上清夜熬药）45g。

【方剂来源】《千金要方》。

【经典案例】女，35 岁。初诊日期：1968 年 3 月 5 日。

主诉：恶心、呕吐 10 余天。

现病史：月经 50 多天不行，妊娠试验阳性，恶心，

呕吐颇重，不思食。舌质暗红，苔薄白，脉略滑。

辨证：恶阻——胎气壅滞、痰热上逆。

西医诊断：早妊反应。

治法：清胆和胃，降逆止呕。

方药：用本方2剂。

3月7日二诊：呕止能食，病愈。

辨治思路：本案为胎气壅滞、痰热上逆之妊娠呕吐，给予清胆和胃、降逆止呕之方药2剂即愈。方中法半夏、灶心土、陈皮、竹茹止呕和胃，茯苓、炙甘草利湿健脾和胃，枳实降逆和胃。胃和气顺而不壅滞，其呕吐自除。

总结分析：方中的法半夏为止呕之圣药，灶心土即伏龙肝，止呕绝佳，枳实降逆效良，但皆属妊娠禁忌药。根据个人经验，只要掌握适应证、剂量及煎服法，上述三药是可用的。对妊娠禁忌药应视具体情况而区别对待。何况还有《素问·六元正纪大论篇》"妇人重身，毒之何如？……有故无殒，亦无殒也"的明训呢！

（十）子嗽特效方

胎气壅滞、阴虚肺热子嗽经典方——甘桔汤加味

【方剂组成】桔梗 30g，甘草 15g，百合 30g，炙紫菀 30g，麦冬 30g，桑白皮 30g，竹茹 12g，紫苏梗 12g，全瓜蒌 12g。

【方剂来源】《伤寒论》。

【经典案例】女，23 岁。初诊日期：1967 年 8 月 5 日。

主诉：妊娠咳嗽 8 天。

现病史：妊娠 3 月余，近 8 天来，气紧，干咳无痰，胸憋，咳后可缓解，头晕，不思食。舌质红，苔薄白，脉滑数。

辨证：子嗽——胎气壅滞、阴虚肺热。

西医诊断：妊娠上呼吸道感染。

治法：养阴润肺，理气止咳。

方药：用本方 2 剂。

8月7日二诊：诸症消失。10月23日子嗽又作，但程度较上次轻，照上方加浙贝母9g，2剂愈。

辨治思路：妊娠气壅，加之秋天燥气袭肺，令肺失清宣肃降之职，发为干燥气紧胸憋。频繁干咳，必然影响胎儿的安全，急用养阴润肺、理气止咳方药2剂即咳止，再发再用亦愈。

总结分析：方用百合、麦冬、炙紫菀、全瓜蒌养阴润肺止咳，甘草、桔梗宣肺利痰，桑白皮泻肺定喘，浙贝母、竹茹清化热痰，紫苏梗解胎气之壅以保胎。方药对证，效果超常，一用如此，再用亦然。

凡治病，只有辨证准确，论治精当，才会事半功倍。同时，既要不断辨证，又要不断论治，不是一劳永逸，这种不断的辨证与论治，一直到诊治结束，才会告一段落，不能有丝毫的马虎与怠惰。不论急性病与慢性病，均应如此。

○中医诊断入门
○中医辨证方法
○中医养生课程
○中医方剂汇总

微信扫码

（十一）子悸特效方

胎气壅滞、阴虚痰热子悸经典方——酸枣仁汤、甘麦大枣汤、百合知母汤合温胆汤加减

【方剂组成】炒枣仁（捣）30g，知母12g，炙甘草6g，川芎3g，茯苓6g，浮小麦60g，大枣3枚，法半夏9g，陈皮6g，竹茹12g，枳实6g，天冬、麦冬各9g，玉竹12g，沙参12g，百合30g，夜交藤30g，合欢花9g，炙远志12g。

【方剂来源】《金匮要略》《千金要方》。

【经典案例】女，32岁。初诊日期：1967年9月18日。

主诉：妊娠6个月，心悸15天。

现病史：不定时的心悸，或说错话，睡眠不好，口干且苦，纳食平，二便如常。舌质红，苔薄白且少，脉滑数。

辨证：子悸——胎气壅滞、阴虚痰热。

西医诊断：神经官能症。

治法：养阴安神，清胆和胃。

方药：用本方6剂。

9月25日二诊：症舌脉平复。

辨治思路：妊娠6个月，胎气本就壅滞，如果血不养心，加之痰热扰心，那么心悸必然产生而无宁时。"心藏神"，且心为"君主之官"，心悸则神无所归，说错话为必然，心悸不宁，不仅孕妇痛苦，而且会危及胎儿。值此，速选养阴安神、清胆和胃之方药6剂而症平。

总结分析：方中天冬、麦冬、百合、玉竹、沙参、炒枣仁、合欢花、夜交藤、炙远志养阴安神，甘麦大枣汤缓急安神，知母、竹茹清胆安魂，法半夏交通阴阳，茯苓交通心肾，川芎、陈皮调和气血，枳实下气降逆。这样一来，既面面俱到，又重点突出，何患病之不伏？虽然药物较多，然非"韩信点兵，多多益善"，善方不在大小，药不在多少，而在符合临床实际需要与制方的严谨法度，否则，方小药少，不遵法度，也属"乌合之众"。

（十二）产后身痛特效方

气血大亏、风寒乘虚产后身痛经典方——独活寄生汤加减

【方剂组成】独活 9g，桑寄生 30g，秦艽 9g，防风 9g，细辛 6g，川芎 6g，当归 9g，熟地黄 9g，炒白芍 6g，桂枝 9g，茯苓 9g，炒杜仲 15g，川牛膝 6g，党参 9g，炙甘草 6g，炙黄芪 6g，续断 12g，羌活 9g。

【方剂来源】《千金要方》。

【经典案例】女，34 岁。初诊日期：1969 年 5 月 19 日。

主诉：产后身痛 40 余天。

现病史：产后 43 天，浑身疼痛，腰、胁、腿、背胀痛，手指、脚趾关节疼痛明显，如有凉风向腹内钻，纳食一般，口干且苦，二便尚平。舌质红，苔薄白，脉沉细弱。

辨证：产后身痛——气血大亏、风寒乘虚。

治法：补益气血，祛散风寒。

方药：用本方 10 剂。

5 月 30 日二诊：诸症消失，舌脉正常。

辨治思路：妊娠大耗气血，生产又大失气血，乳汁乃精微气血所化，人体气血几何，怎堪一而再、再而三的消耗！人体五脏六腑、肢体百骸、全赖气血濡养，如果失去气血的濡养，其各自的功能都会受到影响。营卫行涩，疼痛由作，气血大亏，风寒乘虚入腠，经络痹闭不通，周身疼痛加剧。医者遇此本虚标实之证，一要大补气血以扶正，二要祛散风寒以治标。

总结分析：方中炙黄芪、党参、茯苓、炙甘草补气；当归、炒白芍、川芎、熟地黄补血；炒杜仲、续断补肝肾阳；桑寄生补肝肾阴；桂枝、细辛、秦艽、防风、川牛膝、独活、羌活祛风寒湿，疏通经络。这样一来，气血充足，肝肾脾旺，经络通畅，风寒湿去，浑身疼痛一扫而光，故 10 剂而康。

（十三）脏躁特效方

1. 胆经痰热、肝心血虚脏躁经典方——温胆汤、甘麦大枣汤、酸枣仁汤、百合地黄汤合栀子豉汤加味

【方剂组成】法半夏 9g，陈皮 6g，茯苓 9g，炙甘草 6g，竹茹 12g，枳实 6g，浮小麦 30g，大枣 4 枚，焦栀子 12g，淡豆豉 12g，生地黄 12g，百合 30g，炒枣仁（捣）30g，知母 9g，川芎 3g，生龙骨（先煎）、生牡蛎（先煎）各 30g，草决明（炒打碎）30g。

【方剂来源】《千金要方》《金匮要略》《伤寒论》。

【经典案例】女，28 岁。初诊日期：1968 年 4 月 2 日。

主诉：哭笑不能自制 1 年。

现病史：近年经常哭笑不已，脑中不静，通宵失眠，心慌，口干苦，纳食不好，恶心，大便干，3～4 天 1 行，小便黄，或腰痛，头晕，消瘦，3 月 6 日行人工流产术后，

月经至今不行。舌质红，苔薄白且少，舌尖少苔偏红，脉弦细缓。

辨证：脏躁——胆经痰热、肝心血虚。

西医诊断：癔症，神经衰弱。

治法：清胆和胃，清肝养心。

方药：用本方2剂。

4月4日二诊：头脑较前安静，哭笑减轻，能睡2小时。照上方继服2剂。

4月6日三诊：现能睡4个小时，哭笑止，大便通，月经行。照上方减半量，16剂善后。

2年零3个月后随访，病愈，未再患。

辨治思路：本案之脏躁乃胆经痰热、肝心血虚使然。治以对证方药，30剂愈。

总结分析：方中竹茹、焦栀子、淡豆豉、知母、生地黄、草决明、百合清肝胆；法半夏、陈皮、茯苓、炙甘草、枳实和胃降逆；炒枣仁、生龙骨、生牡蛎养心安神；甘麦大枣汤养心安神、和中缓急。法半夏通阴阳；茯苓通心肾；川芎和气血。这般严谨法度，方药对证，收效甚佳。

2. 肝气郁结、阴亏血枯脏躁经典方——四物汤合甘麦大枣汤加减

【方剂组成】当归 9g，熟地黄 9g，川芎 4.5g，白芍 9g，炙甘草 6g，浮小麦 30g，大枣 4 枚，郁金 9g，香附 9g，合欢皮 30g，炒枣仁（捣）30g，炙远志 12g，赤芍 9g，怀牛膝 6g，生龙骨（先煎）、生牡蛎（先煎）各 30g。

【方剂来源】《太平惠民和剂局方》《金匮要略》。

【经典案例】女，20 岁。初诊日期：1968 年 4 月 6 日。

主诉：哭笑不能自制 8 天。

现病史：8 天前因精神刺激出现整天或哭或笑不能自己控制，状如"神灵"所作，失眠，每晚只能睡 3 小时左右，心烦易怒，咳嗽有痰，痰黄带血，晚上发热，四肢及脸肿，手脚发凉，右侧头痛，或头顶作痛，眼睛憋痛，纳食不好，日食 0.25kg。经闭 8 个月，以前经色淡红，量中等，有血块，或带有臭味，小腹及腰痛。舌质红，苔薄白，脉沉细数略滑。

辨证：脏躁——肝气郁结、阴亏血枯。

西医诊断：癔症。

治法：养血疏肝，安神通经。

方药：用本方 6 剂。

4月13日二诊：服上方，哭笑止，每晚睡7小时，日食0.4kg，发热除，咯血止。照上方去合欢皮，加桃仁9g，红花9g。4剂。

4月18日三诊：继服上方4剂，经行，诸症除。

辨治思路：本案属肝气郁结、阴亏血枯之脏躁，服对证方药10剂愈。

总结分析：方中当归、熟地黄、川芎、白芍、郁金、香附、合欢皮、甘麦大枣汤养血解郁缓急；炒枣仁、炙远志、生龙骨、生牡蛎安神定志；桃仁、红花、赤芍、合欢皮、怀牛膝、川芎活血通经。方药对证，准确无误，故投之如桴鼓之应。

（十四）阴吹特效方

肝肾阴虚、燥结肠胃、气结阴中阴吹经典方——八仙长寿丸加减

【方剂组成】熟地黄20g，山药12g，山茱萸15g，茯苓、炒丹皮、泽泻各 6g，麦冬 10g，五味子 18g，肉苁蓉 25g，炒白芍、当归各 14g。

【方剂来源】《寿世保元》。

【经典案例】女，65 岁。初诊日期：2001 年 6 月 30 日。

主诉：阴吹 1 月余。

现病史：初起阴中自感有气体排出，无声响，因此病罕见，难以启齿，未去就医，但近三四天来，阴吹声音越来越大，如矢气然，且伴有腰困膝酸，精神萎靡，失眠多梦，大便秘结。舌质红，苔薄白，脉弦，两尺弱。

辨证：阴吹——肝肾阴虚、燥结肠胃、气结阴中。

治法：补肾平肝，润燥敛气。

方药：用本方 3 剂，诸症悉减，再进 4 剂，阴吹平。

辨治思路：本案妇人一派阴虚之象，阴虚津少，舌、脉之象皆与证型相符，蒋老以八仙长寿丸增损获效，非侥幸也。八仙长寿丸又名麦味地黄丸，为滋补肺肾之良方，乙癸同源，肾阴得补，肝阴得续，肺与大肠相表里，肺阴得补，大肠之津得复，便秘自平，各脏腑功能得复，阴吹之症自平也。

总结分析：此病之源为本虚，蒋老所用皆为补润之药，即虚则补之，效如神助。时下，人皆以为中药疗病效缓，宜徐徐调之。蒋老以中药7剂，诸症皆平，非中药效缓，乃辨证之学不精也。若辨证精准，何愁疾患不除，求得疾病之根源，治之必愈，正所谓"治病必求于本"。

四、儿科病特效方

（一）发热特效方

风热犯肺发热经典方——银翘散加减

【方剂组成】连翘 15g，金银花（后下）12g，贯众 10g，板蓝根 12g，桔梗 10g，炙甘草 6g，青果 10g，羌活 4g。

【方剂来源】《温病条辨》。

【经典案例】女，12 岁。初诊日期：1992 年 12 月 27 日。

主诉：发热 1 天。

现病史：1 天前出现发热，体温 37.5℃。现症：发热，口渴，鼻流黄涕，咽干咽痛。舌苔薄黄，脉浮数。血常规未见异常。

辨证：发热——风热犯肺。

治法：疏风清热利咽。

方药：用上方 3 剂。

辨治思路： 本病基本病机为风热之邪从口鼻而入，客于肺卫，表卫调节失调，故用辛凉平剂银翘散加减。本方出自《温病条辨》，现代广泛用于急性发热性疾病的初起阶段。金银花、连翘既能疏风清热，又可辟秽化浊；桔梗开宣肺气，载药上行；羌活解表祛风；贯众、板蓝根、青果清热解毒，利咽生津；炙甘草调和诸药。

总结分析： 祖国医学认为，五脏调理五气产生体温，若皮肤毛孔被风、寒、暑、湿、燥、火之邪闭塞，则肺金毛孔收敛，热气无法排出。本案患者血常规未见异常，亦未见神经系统异常表现，且精神状态良好，因此本病病因不是外来细菌、病毒侵入，更不是调节体温的神经中枢失控，而是小儿感冒引起的发热。现代药理研究表明，羌活注射液有镇痛及解热作用。炙甘草调和诸药，护胃和中。本方所用药物均系清轻之品，煎服法强调"香气大出，即取服，勿过煎"，体现了吴氏"治上焦如羽，非轻不举"的用药原则。

（二）咳喘特效方

1. 外邪引发哮喘特效方——清热宣肺方

【方剂组成】炙麻黄 1.5g，旋覆花（布包）1.5g，连翘 3g，黄芩 3g，瓜蒌 2g，前胡 4g，炙冬花、炙紫菀各 5g，贯众 1.5g，杏仁 1.5g，金银花（后下）3g。

【方剂来源】经验方。

【经典案例】男，10 个月。初诊日期：1971 年 3 月 5 日。

主诉：咳喘 10 月。

现病史：出生即受凉感冒引起咳喘，至今已 10 个月，曾用多种抗生素治疗无效。现症：气喘严重，轻度咳嗽，有痰，体温 38℃，大便或干。舌质红，苔薄白，指纹紫，至气关，脉浮。查体：急性病容，呼吸困难，烦躁不安。两肺听诊：哮鸣音严重，干啰音及湿啰音亦明显。血常规：白细胞总数及嗜酸性粒细胞计数偏高。胸片：右肺门下纹理稍显重。

辨证：哮喘——外邪引发。

西医诊断：支气管哮喘急性发作。

治法：清宣肺气，降气定喘，止咳化痰。

方药：用本方2剂。

3月7日二诊：喘、咳、痰均不明显。照上方改半量，2剂。

3月9日三诊：症舌脉平。双肺听诊未闻及哮鸣音及干、湿啰音。复查血常规，白细胞总数及嗜酸性粒细胞计数均正常。胸片无异常。获痊愈。

辨治思路：《医宗金鉴》对小儿指纹有描述："风关病轻气关重……射指射甲命难全"，根据指纹判断本案患儿病情已重；小儿为至阳至阴之体，易寒易热；肺为娇脏，易受邪为病。

总结分析：方中以炙麻黄宣肺定喘为君；黄芩、连翘、金银花、贯众清肺为臣；旋覆花下气化痰，前胡降气祛痰为佐；杏仁、瓜蒌润肺止咳，炙冬花、炙紫菀温肺止咳，两对药寒温并用为使，防止清肺之剂过凉而使咳嗽加重。肺气得清宣肃降则肺气宁，气喘痰咳自止而病愈。

2. 寒热搏结、气逆不降顿咳经典方——泻白散合甘桔汤加减

【方剂组成】桑白皮 4.5g，地骨皮 4.5g，粳米 20 粒，炙甘草 1.5g，桔梗 4.5g，炙枇杷叶 6g，射干 3g，白芥子 1.5g，炒莱菔子 6g，紫苏叶 4.5g，法半夏 1.5g，茯苓 6g，竹茹 6g，瓜蒌仁 6g，炒鸡内金 6g。

【方剂来源】《小儿药证直诀》。

【经典案例】男，10 个月。初诊日期：1969 年 6 月 18 日。

主诉：剧咳 3 个月。

现病史：3 月来，剧烈咳嗽阵发，发作时连咳十几声至二十多声，最后有"回声"，咳出少量白黏痰方缓解，有时甚至咳得呕吐，食少神疲，口干，尿少，大便干。指纹紫粗断续。

辨证：顿咳——寒热搏结、气逆不降。

西医诊断：百日咳。

治法：清泻肺热，温散肺痰，降逆止呕。

方药：用本方 4 剂。

6 月 23 日二诊：药后咳嗽减轻，痰稍利，呕吐亦少，饮食好转，指纹紫粗稍转淡细，昨天出水痘。上方去白芥

子、炒莱菔子、紫苏叶、法半夏、茯苓，加金银花（后下）6g，连翘4.5g。2剂。

7月4日三诊：药后水痘退，咳嗽止，余症全消失。照6月23日方金银花改3g，连翘改2g，加炒莱菔子4.5g。4剂。

7月8日四诊：药后症平病愈。

辨治思路：顿咳是感染时邪病毒引起。肺为娇脏，喜清虚，恶寒热；喜清灵，恶气滞痰塞。

总结分析：方中用桑白皮、地骨皮、炙枇杷叶清泻肺之痰热；炒莱菔子、白芥子、射干温散肺之痰涎；法半夏、茯苓、竹茹降逆止呕、化痰定嗽；粳米、炙甘草和胃生津；炒鸡内金助消化；瓜蒌仁通大便，肺与大肠表里，肠腑通有利于顿咳之康复。二诊出水痘，去温燥之品，加金银花、连翘以清透痘毒。

3. 肺气虚弱咳嗽特效方——活血补肺汤

【方剂组成】炙黄芪3g，炒山药3g，桃仁1g，红花1g，白芍1g，白芥子4g，炙冬花12g，炙紫菀12g，干姜0.5g。

【方剂来源】经验方。

【经典案例】女，4岁。初诊日期：1992年6月28日。

主诉：咳嗽、咯痰7天。

现病史：咳嗽、咯痰7天，伴气喘。饮食可，二便调，1月前曾患肺炎。

辨证：咳嗽——肺气虚弱。

治法：补益肺气，止咳平喘。

方药：用本方3剂。

7月5日二诊：咳嗽减50%，气喘减50%。上方加炙百部10g，青果4g。4剂。

7月8日三诊：因昨天下午受凉，咳嗽略有加重。调方为：炙麻黄4g，炒地龙4g，炙黄芪3g，炒山药3g，桃仁1g，红花1g，炒白芍1g，炙紫菀30g，炙冬花30g，白芥子4g，干姜0.2g，白茅根2g，射干6g。4剂。

7月12日四诊：偶咳，或喉中有痰鸣，余好。干姜2g，桂枝3g，炙麻黄6g，炒白芍1g，五味子1g，法半夏2g，细辛1g，炙甘草1g，炙冬花15g，炙紫菀15g。3剂。

2月后随访，患者痊愈，未再复发。

辨治思路：历代医家多将小儿咳嗽归因于寒、热、食与风，然小儿乃稚阴稚阳之体，各脏腑尚未健全，加之肺本娇脏，易受外邪侵袭，故小儿咳喘之源头为肺虚。

总结分析：小儿脾常不足，故方用炙黄芪补益肺气，炒山药健脾以培土生金，予炙紫菀、炙冬花、干姜、白芥子清利肺气，温肺化痰。本案患儿病程日久，久病易致瘀，故少佐桃仁、红花活血化瘀。四诊均以此为基本方，后期随证予《伤寒论》小青龙汤加减宣肺止咳，下气平喘。

（三）食滞发热特效方

食滞发热经典方——保和丸加味

【方剂组成】连翘6g，炒莱菔子4g，槟榔3g，神曲3g，山楂3g，茯苓3g，法半夏1g，陈皮2g。

【方剂来源】《丹溪心法》。

【经典案例】男，5岁。初诊日期：1980年4月28日。

主诉：发热3天。

现病史：3天前伤食后又感寒，致发热。体温39℃~40℃。

曾注射百尔定、青霉素、链霉素无效。现症：高热，达40℃，不思食，恶心呕吐，不大便。指纹紫而断续，脉滑。

辨证：食滞发热。

西医诊断：急性胃肠炎。

治法：消食导滞，化痰退热。

方药：服本方1剂。

4月30日随访，1剂药后症舌脉平，获愈。

辨治思路：小儿疾病，病因绝大多数为食滞与感寒，两者互为因果，当辨其孰主孰次而治之，屡获佳效。

总结分析：神曲甘辛性温，善消面积；山楂酸甘，微温，入脾、胃、肝经，善消肉积，长于化酒食陈腐之积；炒莱菔子辛甘而平，下气消食除胀。三药同用，能消各种食物积滞。食积易于阻气、生湿、化热，故以法半夏、陈皮理气化湿，和胃止呕；茯苓甘淡，健脾利湿，和中止泻；连翘味苦微寒，既可散结以助消积，又可清解食积所生之热，均为佐药。诸药配伍，使食积得化，胃气得和，热清湿去，则诸症自除。

（四）乳蛾、瘰疬特效方

痰热壅肺乳蛾、瘰疬特效方——清热宣肺方加味

【方剂组成】连翘9g，炒黄芩9g，前胡12g，瓜蒌9g，炙冬花20g，炙紫菀20g，杏仁9g，贯众6g，旋覆花（布包）8g，川贝母9g，猫爪草25g，炒鸡内金15g，炙甘草6g。

【方剂来源】经验方。

【经典案例】男，7岁。初诊日期：2005年10月4日。

主诉：咽痛、咳嗽3天。

现病史：幼时至今，经常咽痛、咳嗽，伴有双侧淋巴结成串珠样肿大作痛。现症：咽痛，咳嗽白天多，饮食一般，二便正常。舌质暗红，苔薄白，脉右寸弦滑。查体：双侧扁桃体Ⅱ度肿大充血，颈侧淋巴结成串珠样肿大，小者如大黄豆，大者如枣核，按之疼痛，推之能移。两肺呼吸音粗。

辨证：乳蛾、瘰疬——痰热壅肺。

西医诊断：慢性扁桃体炎急性发作，慢性颈侧淋巴结炎急性发作，慢性支气管炎急性发作，反复上呼吸道感染。

治法：清热宣肺，化痰散结。

方药：用本方4剂。

10月9日二诊：咳嗽减轻，昨晚有气喘，两颈侧瘰疬普遍变小变软。照上方除猫爪草、甘草剂量不变外，余均加重剂量，并加牛蒡子20g、乌梅9g、黄芪8g、锦灯笼15g、青果12g，去旋覆花。3剂。

10月13日三诊：服完上方后，咳嗽与咯痰明显减少，纳食欠佳，大便正常，扁桃体肿大Ⅰ度，充血消失，颈侧瘰疬进一步缩小变软，两肺呼吸音粗糙明显减轻。照上方再进。至12月25日，凡十三诊，共服药79剂，症舌脉平平。两肺听诊无异常。扁桃体肿大消失，颈侧瘰疬已摸不到。随访2个月，反复上呼吸道感染已经控制。

辨治思路：本病多发于1～7岁儿童，因幼儿脏腑尚弱，正气不充，抗病能力低下，加之饮食不节，迁延失治，病见喉蛾、颈侧瘰疬、咳嗽等。慢性鼻炎、鼻窦炎、急慢性喉炎、急慢性中耳炎等交叉反复出现时，会严重危及儿童的身心健康和生长发育。

总结分析：方中重用猫爪草软坚散结为君；炒黄芩、连翘、贯众清肺泻热，锦灯笼、青果、玄参清咽利喉除浮游之火，瓜蒌清热散结为臣；杏仁、前胡、牛蒡子、川贝母、炙冬花、炙紫菀、旋覆花宣肺润肺、止咳化痰，炙黄芪益气固表，炒鸡内金健胃消食为佐；乌梅敛汗息风，炙甘草调中为使。方药对证，收事半功倍之效。

（五）痄腮特效方

热毒蕴结痄腮经典方——普济消毒饮加减

【方剂组成】玄参9g，桔梗9g，甘草6g，板蓝根12g，升麻6g，柴胡6g，黄芩9g，马勃6g，陈皮6g，薄荷（后下）3g，僵蚕9g。

【方剂来源】《东垣试效方》。

【经典案例】男，8岁。初诊日期：1973年6月4日。

主诉：腮肿发热8天。

现病史：右腮红肿，疼痛，注射青、链霉素 7 天无效。口干不苦，纳食可，尿黄，大便干，精神不好。舌质红，苔白，脉数。

辨证：痄腮——热毒蕴结。

西医诊断：流行性腮腺炎。

治法：清热解毒，疏风散邪。

方药：用本方 2 剂。

7 月 6 日随访，药后第 2 天发热除，尽 2 剂即痊愈。邻居 8 岁小儿亦患此病，照上方服 2 剂也痊愈。

辨治思路：痄腮是常见的小儿传染病之一，总由风热毒邪侵腮引起。普济消毒饮治此病屡收良效。治疗期间，勿食油腻发物、辛辣荤腥，以免加重病情，缠绵不愈，变生他证，遭受痛苦。

总结分析：方中黄芩清降发于头面热毒，黄连过于苦寒而不用；牛蒡子、连翘、僵蚕、薄荷辛凉疏散头面风热；玄参、马勃、板蓝根清热解毒，配升麻、柴胡引药上行，疏散风热，即"火郁发之"之意；陈皮护胃。诸药和合，共收清热解毒、疏风散邪之功。

本病的并发症有脑膜脑炎、心肌炎、睾丸炎等，要严密监测病情，见微知著，及早发现，及早扭转，免酿严重后果。

（六）瘿病特效方

痰结血瘀瘿病特效方——软坚散结散加减

【方剂组成】猫爪草 6g，夏枯草 6g，赤芍 4g，玄参 6g，炙甘草 1g，炒鸡内金 6g，浙贝母 6g，焦三仙各 6g，生牡蛎（先煎）6g，川贝母 6g

【方剂来源】经验方。

【经典案例】男，2 岁。初诊日期：1993 年 5 月 30 日。

主诉：项下肿块 1 月余。

现病史：项下肿块 1 月余，按之较硬，无咳嗽、咯痰，饮食不好，大便干，日 1 行，小便正常。舌红，苔白，脉弦。

辨证：瘿病——痰结血瘀。

治法：理气活血，化痰消瘿。

方药：用本方7剂，愈。

辨治思路：瘿病一名，首见于《诸病源候论》，以颈前出现肿块为基本临床特征，主要由情志内伤、饮食及水土失宜引起，与体质也有密切关系。气滞痰凝壅结颈前是其基本病理，久则血行瘀滞，脉络瘀阻。

总结分析：本案属痰结血瘀，气机阻滞，津凝成痰，痰气交阻日久则成瘿；脾失健运，故纳差；舌红，苔白，脉弦为内有痰湿、痰气交阻之象。方予猫爪草、夏枯草、玄参、生牡蛎软坚散结；赤芍清热活血，浙贝母化痰散结；脾为生痰之源，予炒鸡内金、焦三仙健脾化湿消食，杜痰湿之源，同时改善纳差症状；炙甘草调和诸药。如此则标本同治，效亦非常。

（七）小儿泄泻特效方

1. 脾虚湿盛、气滞胃脘泄泻经典方——六君子汤合香连丸加减

【方剂组成】党参 3g，炒白术 3g，茯苓 3g，苍术 3g，厚朴 2.4g，陈皮 3g，黄连 1.5g，木香（后下）1.5g，炒白芍 3g，车前子（布包）3g，泽泻 3g，炙甘草 0.6g，焦山楂 3g，藿香 3g。

【方剂来源】《医学正传》《太平惠民和剂局方》。

【经典案例】女，5 个月。初诊日期：1968 年 11 月 27 日。

主诉：泄泻 7 天。

现病史：每天泄泻 7 ~ 8 次，大便质稀，有黏液，有不消化食物，吸乳减少，哭闹不安，神疲倦怠。舌质红，苔白略腻。指纹青紫至气关。

辨证：小儿泄泻——脾虚湿盛、气滞胃脘。

西医诊断：幼儿秋季腹泻。

治法：健脾利湿，行气和胃。

方药：用本方2剂。

11月29日二诊：药后大便转稠，每天2～3次，思乳食，哭闹少，指纹青紫转淡，退至风关。守上方去厚朴、藿香，2剂。

12月1日三诊：上方服后，大便正常，乳食增多，精神睡眠均佳，改香砂六君子汤善后。

辨治思路：婴幼儿秋天多患泄泻，往往由内伤饮食、外感风寒引起，患儿腹中疼痛不适，不会言语，只知哭闹。医者际此，当仔细观察，揣摩病情，针对性治疗，才会收效。盖胃主受纳，脾主运化，饮食自倍，肠胃乃伤，伤则聚湿生热，极易招外邪入侵，内外合邪，诸病丛生，或泻、或痢、或嗳腐、或吞酸、或脘痛、或烧心、或胀满、或恶心、或呕吐、或寒热、或头痛、或咳嗽、或吐痰、或哮喘……种种病症，不一而足。可见注重后天脾胃的保护与将息，不仅对成人，对小儿也尤关重要，为父母者需领会医家的口头禅："若要小儿安，需得三分饥与寒"。晚餐只宜八分饱，清淡适口勿大啖肉食，早、中餐则可吃饱吃好，可进肉食，切忌进食冰镇冷饮、大量冰激凌、雪糕之类！

总结分析：本案起于内伤乳食，外感风寒。方中党参补脾肺之气，厚朴、陈皮行气，炒白术、苍术健脾燥湿，古人认为，渗湿治泻不利小便，非其治也。茯苓、泽泻、车前子、黄连、木香渗湿止泻，炒白芍、炙甘草平肝和胃止痛，焦山楂化食，藿香醒脾。诸药协同，药证相须，故取效甚捷。

2. 脾肾阳虚泄泻经典方——四神丸加味

【方剂组成】茯苓 6g，煨肉豆蔻 6g，五味子 3g，炒山药 6g，补骨脂 4g，吴茱萸 1g，炒鸡内金 3g。

【方剂来源】《内科摘要》。

【经典案例】男，4 个月 10 天。初诊日期：1992 年 6 月 20 日。

主诉：泄泻 1 月。

现病史：大便稀 1 月，呈绿色黏液样便，伴乳糜物，日行 5 ~ 6 次。

辨证：小儿泄泻——脾肾阳虚。

治法：健脾补肾，涩肠止泻。

方药：用本方 3 剂。鸡蛋黄在锅里煎出油，吃药时滴 3 ~ 4 滴。

辨治思路：泄泻的主要发病机理为脾胃运化功能障碍。脾胃为后天之本、气血生化之源，主运化水谷和输布精微。脾以阳为运，肾系命门真火，小儿先天禀赋不足，命门火衰，水不暖土，阴寒内盛，水谷不化，并走大肠，加之小儿脾常不足，脾胃运化有待健全，而致大便澄澈清冷、洞泄不止。小儿乃稚阴稚阳之体，其病理特点为易虚易实，易寒易热，治疗不当易伤阴、伤阳。本案患儿病程日久，故用《内科摘要》之四神丸为主方。方中补骨脂补肾阳，吴茱萸、煨肉豆蔻温中散寒，五味子涩肠止泻，炒山药、茯苓健脾止泻，炒鸡内金助消乳食。鸡子黄味甘、性平，入心、肾、脾经。

总结分析：鸡子黄，中药名，为雉科动物家鸡的蛋黄。鲜蛋去壳，去净蛋白，留蛋黄用。《本草纲目》记载"补阴血、解热毒、治下痢"，常用于治疗小儿消化不良。《本草再新》："补中益气，养肾益阴，润肺止咳，治虚劳吐血。"现代研究显示，鸡蛋黄中的卵磷脂、甘油三酯、胆固醇和卵黄素，对神经系统和身体发育有很大的作用。卵磷脂被人体消化后，可释放出胆碱，胆碱可改善各个年龄组的记忆力，卵磷脂还可帮助脂肪从肝内转运出肝外，防止和减轻脂肪肝的发生。

3. 脾虚湿盛夹热泄泻特效方——健脾渗湿汤

【方剂组成】炒黄连 2g，茯苓 4g，炒白术 4g，清半夏 1g，炒鸡内金 5g，钩藤（后下）1g，炙甘草 0.5g，炙远志 2g。

【方剂来源】经验方。

【经典案例】女，5 个月。初诊日期：1993 年 7 月 14 日。

主诉：泄泻 1 月。

现病史：1 月前出现泄泻，大便呈黄色稀水样，日行 5 次，上午次数多，恶心，呕吐，尿少，睡中易惊醒。

辨证：小儿泄泻——脾虚湿盛夹热。

治法：补脾渗湿清热。

方药：用本方 4 剂。

7 月 25 日随访，病愈。

辨治思路：泄泻一证，多因脾被湿侵，土不胜水而成。然小儿泄泻之病因各异，或乳食积滞不化，或感受寒暑之湿，或惊邪外触，或脏受寒冷，或脾虚作泻。更有飧泄、水泻之证，致病之因不同，而调治之法亦异。医者详细辨之，或分消、或温补，因证施治。

总结分析：本案之泄泻属脾虚湿盛，脾胃虚弱，运化无权，水谷不化，清浊不分，故大便溏泄。小儿乃纯阴纯阳之体，脾常不足，故方中用清半夏、茯苓、炒白术、炒鸡内金补脾渗湿，清半夏又可降逆止呕。小儿之病理易惊易热，故予黄连清热，钩藤、炙远志镇惊安神。炙甘草调和诸药。

（八）疟疾特效方

邪郁少阳疟疾经典方——小柴胡汤加减

【方剂组成】柴胡 6g，黄芩 6g，法半夏 3g，党参 9g，炙甘草 3g，连翘 9g，常山 6g，槟榔 6g，草豆蔻 9g，麦芽 9g。

【方剂来源】《伤寒论》。

【经典案例】男，4岁。初诊日期：1972年8月8日。

主诉：发热怕冷7天。

现病史：8月2日开始每隔1日便出现发热怕冷，高热时有抽搐。某医院诊为"疟疾"（血涂片出现疟原虫），予以氯喹治疗，症状略缓解。有疟疾接触史。现症：身热、食少、腹胀、恶心、疲乏无力，眼睑苍白，面色萎黄。舌质红，苔薄白，脉弦。查血常规：白细胞总数 12.7×10^9/L，红细胞总数 2.9×10^{12}/L，血红蛋白 70g/L，中性粒细胞 51%，淋巴细胞 49%；血涂片：疟原虫（+）。

辨证：疟疾——邪郁少阳。

西医诊断：间日疟。

治法：和解少阳，化痰截疟。

方药：用本方2剂。

8月10日二诊：发热已退，纳食增加，守上方4剂。

8月16日三诊：上方服4剂，诸症平复，唯面黄、睑白，精神不好。拟方：党参9g，炙黄芪12g，制何首乌12g，龙眼肉9g，大枣3枚，焦三仙各9g，枸杞子6g，夏枯草6g。4剂。

8月22日四诊：精神好，食纳欠佳。查血常规：白

细胞总数 10×10^9/L，红细胞总数 3.31×10^{12}/L，血红蛋白 102g/L，中性粒细胞 38%，淋巴细胞 56%，嗜酸性粒细胞 6%，血小板 327×10^9/L，血涂片：未见疟原虫。守上方，黄芪改 15g，枸杞子改 9g，大枣改 5 枚，加炒鸡内金 9g。6 剂。

9 月 3 日五诊：诸症悉平。复查血常规：白细胞总数 9.5×10^9/L，血红蛋白 116g/L，中性粒细胞 56%，淋巴细胞 44%，血涂片：未见疟原虫。

辨治思路：《金匮要略》云："疟脉自弦"。疟疾初发，忌截，数发可截。和解少阳为治疟之不二法门，可根据寒热多少，而选用柴胡剂类方，屡用屡效。

总结分析：首用和解少阳的主方小柴胡汤治之，投之 6 剂而疟平疟止。三诊时考虑气血虚，改用《景岳全书》何人饮加减，服 4 剂后血红蛋白、红细胞数有明显上升，白细胞总数下降，再服上方 6 剂，症舌脉平平，查血红蛋白又有上升，未找到疟原虫，病退告愈。

（九）消化不良特效方

脾虚夹食消化不良经典方——四君子汤加味

【方剂组成】党参 3g，白术 3g，茯苓 3g，炙甘草 1g，炒鸡内金 9g，焦三仙各 9g，枳实 2g。

【方剂来源】《太平惠民和剂局方》。

【经典案例】男，1 岁 7 个月。初诊日期：1992 年 6 月 20 日。

主诉：纳呆 7 天。

现病史：7 天前出现纳呆消瘦，纳差，易积食，大便干 1 年。

辨证：消化不良——脾虚夹食。

治法：益气健脾，消食和胃。

方药：用本方 3 剂。

2 周后随访，患者母亲代述，经治疗后，患儿纳食状况大为改善。

辨治思路：本案小儿长期纳差，营养不良致形体消瘦。中医认为小儿脾常不足，故方用《太平惠民和剂局方》之四君子汤。后世众多补脾益气方剂多从此方衍化而来。

总结分析：方中党参为君，甘温大补元气，健脾养胃；以白术为臣，苦温健脾燥湿；茯苓为佐，甘淡渗湿健脾；炙甘草为使，甘平和中。苓、术合用，健脾除湿之功更强，四药合用共奏益气健脾之功。小儿脾胃易失健运，故易患乳积，用炒鸡内金、焦三仙助消食积，枳实以破气消积，化痰除满。如此标本兼治，收效甚好。

（十）鸡胸特效方

1. 脾肾两虚鸡胸特效方——健脾补肾方

【方剂组成】熟地黄 3g，炙龟板（先煎）2g，醋鳖甲（先煎）2g，白蒺藜 3g，炙黄芪 5g，党参 5g，炒山药 5g，茯苓 3g，炒鸡内金 4g，焦三仙各 4g，炙甘草 2g。

【方剂来源】经验方。

【经典案例】女，3 岁。初诊日期：1973 年 4 月 2 日。

主诉：鸡胸 2 年。

现病史：1 岁时发现患此病，经多个医院诊治，大量注射胶性钙，并口服钙剂无效。现症：患儿营养状况低于同龄儿一般状态，精神不好，纳食欠佳，大便每天 1～2 次，鸡胸高突 3cm 左右，两旁肋骨累累如串珠样。舌质红，苔薄白，脉弱。

辨证：鸡胸——脾肾两虚。

西医诊断：原发性鸡胸，维生素 D 缺乏症。

治法：健脾补肾。

方药：用本方 3 剂。

4 月 6 日二诊：药后纳食增加，大便每天 1 次，不干不稀，精神见好。守上方 6 剂。

4 月 12 日三诊：诸症进一步改善。守上方 7 剂。

4 月 25 日四诊：纳食显著增加，体重略有增加。守方 10 剂。

5 月 10 日五诊：鸡胸及肋骨串珠样变略改善，大便正常，食纳较治前增加 1 倍多，体重由 9kg 增加为 12.5kg，精神大见好转。守方 7 剂。

6 月 1 日六诊：鸡胸改善 80%，余症基本消失，舌脉平。守方 7 剂。

7 月 4 日七诊：鸡胸已平，诸症及舌脉平平。停药观察。

3 年后随访，鸡胸痊愈未再患，早已上学，活蹦乱跳，精神很好，胸部平展如常人。

辨治思路：患儿先天不足，后天失调，维生素 D 虽大量补充，但因其吸收能力差，仍处于严重缺乏状态，故鸡胸高突。据文献记载，此类疾患，多由胸肺咳喘病引起，本患儿虽无此类疾病史，但患此病，盖吸收维生素 D 功能差也。

总结分析：方中熟地黄、炙龟板、醋鳖甲滋补肝肾而壮骨；炙黄芪、党参、山药、茯苓、炒鸡内金、焦三仙、炙甘草健脾助消化，促进营养之吸收，并防补肾滋阴之品过腻碍胃；白蒺藜平肝疏肝以防肝木乘脾。如此一来，肾壮脾健，吸收维生素 D 之功能大大提高，病因既除，何患鸡胸之有！

2. 脾虚卫弱鸡胸特效方——龙牡健脾方

【方剂组成】浮小麦 20g，煅龙骨（先煎）、煅牡蛎（先煎）各 20g，炒鸡内金 9g，炙远志 9g，炙甘草 6g，焦三仙各 9g，黄芪 6g，枳实 1g，益智仁 6g。

【方剂来源】经验方。

【经典案例】男，2 岁 9 个月。初诊日期：1993 年 6 月 20 日。

主诉：纳呆、盗汗半年多。

现病史：纳呆、盗汗，多饮多尿，大便日 1 行，睡觉磨牙，患儿胸骨向前隆起畸形，状如鸡胸。

辨证：鸡胸——脾虚卫弱。

治法：益气健脾，固表止汗。

方药：用本方 7 剂。

6 月 27 日二诊：饮食增加，盗汗减少 50%，磨牙减轻，鸡胸微平。上方改炒鸡内金 12g、焦三仙各 12g，加荆芥（后下）3g。7 剂。

辨治思路：小儿盗汗多由脾胃虚弱、卫阳不固引起。盗汗又名寝汗，乃眠熟而汗出者。早在《内经》中就有关于盗汗的记载，历代医家认为，盗汗多归属于阴虚。《医学心悟·自汗盗汗》："其盗汗症，伤寒邪客少阳则有之，外此悉属阴虚。"《医学正传·汗证》："盗汗者，寝中而通身如浴，觉来方知，属阴虚，营血之所主也。"《丹溪心法·盗汗》："盗汗属血虚、阴虚。"小儿乃稚阴稚阳之体，脏腑娇嫩，形气未充，阴阳二气均不足。肺为娇脏，最易受侵，同时小儿脾常不足、肾常不足，肺为水之上源，肾为水之下源，脾胃居中焦，为水液升降输布的枢纽，加之脾主统血，血汗同源，所以治盗汗，应肺、脾、肾三脏同治。

总结分析： 本案在治疗小儿盗汗时，予黄芪益气固表，益智仁补肾，炙远志补心安神。小儿多积，故予炒鸡内金、焦三仙、枳实健脾消积，炙甘草调和诸药。《景岳全书·汗证》："收汗止汗之剂，如麻黄根、浮小麦、乌梅、北五味、小黑豆、龙骨、牡蛎之属，皆可随宜择用。"故本方予浮小麦固表止汗，煅龙骨、煅牡蛎固涩敛汗，合甘麦大枣汤甘润缓急。如此则标本同治。

3. 脾肾两虚遗尿、鸡胸经典方——六味地黄丸加减

【方剂组成】炒鸡内金6g，焦三仙各9g，炙黄芪

6g，炙甘草 2g，炒山药 6g，益智仁 6g，茯苓 3g，山茱萸 4g。

【方剂来源】《小儿药证直诀》。

【经典案例】男，3 岁。初诊日期：1993 年 5 月 16 日。

主诉：轻度鸡胸，尿自滴 1 年。

现病史：平素脾胃虚弱，易感冒，多食则口臭，流口水。1 年前出现轻度鸡胸，尿自滴，不尿床。

辨证：鸡胸、遗尿——脾肾两虚。

治法：温补脾肾。

方药：用本方 7 剂。

5 月 23 日二诊：饮食增加，流涎、尿自滴好转。上方加覆盆子 6g。7 剂。

辨治思路：小儿乃稚阴稚阳之体，病理上易虚易热。肾为先天之本，肾主五液以维持体内水液平衡。膀胱居于少腹，其经脉络肾，其主要功能为贮存和排泄尿液。

总结分析：脾胃为后天之本，气血生化之源，脾之健运，有赖于肾阳之温煦，肾气之推动。此病因小儿先天禀赋不足，命门火衰，肾虚固摄无权，封藏失常，故用六味地黄丸加减滋补肾阴，同时加入补气健脾之品，再予益智仁、覆盆子收敛固涩。

（十一）遗尿特效方

脾肾两虚遗尿特效方——肾气丸合桑螵蛸散加味

【方剂组成】熟地黄 12g，炒山药 15g，山茱萸 12g，肉桂 6g，制附子（先煎）8g，茯苓 3g，丹皮 3g，泽泻 2g，桑螵蛸 20g，覆盆子 20g，五味子 10g，党参 15g，煅龙骨（先煎）20g，炙远志 9g，石菖蒲 6g，炙龟板（先煎）4g，茯神 3g，当归 2g，炒鸡内金 15g。

【方剂来源】《金匮要略》《本草衍义》。

【经典案例】男，13 岁。初诊日期：1968 年 10 月 24 日。

主诉：遗尿 13 年。

现病史：每晚遗尿 1~2 次，多方治疗无效。或有梦，或无梦，口淡乏味，喜咸饮食，大便或溏，饮食不香，口干且渴，面黄虚浮。舌质淡红，苔薄白腻，脉沉细，尺弱无力。

辨证：遗尿——脾肾两虚。

治法：温肾健脾，固脉缩尿。

方药：用本方4剂。

10月28日二诊：药后1～2晚遗尿少许，口干渴减轻，大便正常，纳食有味。照上方继服6剂。

11月2日三诊：药后，间隔3晚后遗尿，量少。守方6剂。

11月7日四诊：本周未出现遗尿，诸症明显好转。守方7剂。

11月15日五诊：自三诊来14天未遗尿，症舌脉平平。守方7剂。

11月23日六诊：诸症消失，舌脉正常。停药观察。

1年后随访，未再遗尿，一切正常。

辨治思路："膀胱者，州都之官……气化则能出矣"，又肾主二便，脾主水湿运化，今脾肾两虚，肾不化气，脾之运化无权，先后天之气虚衰，失去固摄之权，则遗尿作。如家长责备，小儿心内愧疚，则会加重病情。

总结分析：方中取肾气丸温补肾阳而化气升腾，又取桑螵蛸散加味调理心肾、固脬缩尿，诸症自然消除。多年之遗尿，服 30 剂乃愈，合家称庆。

（十二）水痘特效方

气营两燔水痘特效方——芩竹消痘饮

【方剂组成】浮小麦 20g，竹叶 10g，黄芩 6g，地肤子 12g，赤芍 9g，炒鸡内金 12g，板蓝根 10g，白蒺藜 12g。

【方剂来源】经验方。

【经典案例】男，7 岁。初诊日期：1993 年 5 月 30 日。

主诉：全身斑疹伴发热 2 天。

现病史：发热 2 天，今晨测体温 36.6℃，昨天周身出现红色斑丘疹，初步诊断为水痘，咽喉肿痛，饮食可，大便不干，乏精神，盗汗多。

辨证：水痘——气营两燔。

治法：清热凉血解毒。

方药：用本方6剂。

辨治思路：中医认为，外感时行风温，湿热邪毒袭肺，以致肺失宣肃，湿热相搏，透于肌肤，发为水痘，加之小儿脏腑娇嫩，正不胜邪为发病的主要内因。其治疗原则是辛凉清透解表。

总结分析：水痘是由水痘－带状疱疹病毒初次感染引起的急性传染病。主要发于婴幼儿，以发热及成批出现周身性红色斑丘疹、疱疹、痂疹为特征，冬春两季多发，其传染力强，接触或飞沫均可传染。中医亦称本病为"水痘"。《小儿卫生总微论方·疮疹论》中说："其疮皮薄，如水疱，破即易干者，谓之水痘。"《小儿药证直诀》《小儿痘疹方论》中对水痘、天花的发病机理进行了阐述，指出了水痘具有传染性和水痘与天花的临床特征。《景岳全书》《医宗金鉴》等对水痘的诊治和调护做了补充与完善。本方予竹叶、黄芩、板蓝根、白蒺藜清热解毒，赤芍清热凉血，地肤子祛风止痒，炒鸡内金健脾，浮小麦敛汗。

（十三）发热风疹特效方

温邪袭表、热毒上扰发热风疹特效方——清热消风汤

【方剂组成】连翘 9g，蝉蜕 3g，金银花（后下）3g，芦根 3g，炒鸡内金 3g，炙甘草 0.2g。

【方剂来源】经验方。

【经典案例】男，9 个月。

主诉：发热 3 天，疹出 1 天。

现病史：发热 3 天，予退热西药，无效，又服中成药，亦无效。昨天全身现小米粒大小的疹子，脸部和胸颈部多发，脸发红，气粗，口唇干，腹胀纳差，大便正常，指纹青，精神差。

辨证：发热风疹——温邪袭表、热毒上扰。

治法：疏风解表，清热解毒。

方药：用本方 2 剂。服 1 剂热退，2 剂痊愈。

辨治思路：温者，火之气也，自口鼻而入，内通于肺，所以说"温邪上受，首先犯肺"。肺与皮毛相合，所以温病初起，多见发热，头痛，微恶风寒，汗出不畅或无汗，或出疹。治当辛凉解表，透邪泻肺，使热清毒解。

总结分析：宗《素问·至真要大论篇》："风淫于内，治以辛凉，佐以苦，以甘缓之"之训，综合前人治温之意，用金银花、连翘为君，既有辛凉透邪清热之效，又有芳香辟秽解毒之功。臣药有二，芦根滋阴清热生津，蝉蜕开泄腠理而逐邪，并清上焦之热。炒鸡内金为佐药助消化而健脾胃。甘草清热解毒为使。六药组方严谨，药少力专。

五、五官科病特效方

（一）头痛特效方

气血虚弱头痛特效方——补中益气汤加减

【方剂组成】炙黄芪 12g，炒白术 12g，陈皮 6g，升麻 10g，柴胡 10g，党参 12g，炙甘草 6g，当归 10g，大腹皮 12g，炒鸡内金 15g，炒知母 15g，枸杞子 15g，石斛 30g，蔓荆子 20g。

【方剂来源】《脾胃论》。

【经典案例】男，60岁。初诊日期：1992 年 12 月 27 日。

主诉：头痛 7 天。

现病史：7 天前出现头痛，发热，脘腹憋胀，纳差，精神差，口唇干痛。

辨证：头痛——气血虚弱。

治法：补益气血。

方药：用本方 4 剂。

2月21日二诊：头痛好转，精神欠佳，乏力，偶恶心、呕吐。上方加代赭石（先煎）9g，清半夏9g。2剂。

1月后随访，经治疗患者病愈，未复发。

辨治思路：头痛是临床常见的症状，可单独出现，亦可见于多种疾病。头痛一证首载于《内经》，并指出外感和内伤是导致头痛发生的主要病因。李东垣在《东垣十书》中将头痛分为外感头痛和内伤头痛，根据症状和病机的不同有伤寒头痛、湿热头痛、偏头痛、真头痛、气虚头痛、血虚头痛、气血俱虚头痛、厥阴头痛等，并补充了太阴头痛和少阴头痛。头为"诸阳之会""清阳之府"，又为髓海之所在，居于人体最高位，五脏精华之血，六腑清阳之气皆上注于头，手足三阳经亦上会于头。

总结分析：本案头痛属气血虚弱证。气血虚弱，不能上荣，窍络失养，故见头痛；中气不足，阴火内生，故见发热；脾胃为气血生化之源，脾胃气虚，纳运乏力，故见纳差、精神差；气机运化失常，故脘腹憋胀；久病伤阴，故口唇干燥。予补中益气汤补中益气，升阳举陷。本方为补气升阳、甘温除大热的代表方。蔓荆子苦、辛、微寒，性善走上，正如俗语云："诸子皆降，唯蔓荆子独升"，本品可疏散风热,清利头目,为治疗头痛的引经药。予大腹皮行气宽中,炒鸡内金健脾消食和胃,予炒知母、石斛清热生津。二诊中,随证加入清半夏、代赭石降逆和胃止呕。

(二)鼻渊特效方

寒火结于鼻窍、上犯厥阴鼻渊特效方——苍耳子散合吴茱萸汤加减

【方剂组成】苍耳子、辛夷各20g,白芷15g,川芎30g,谷精草25g,赤芍、白芍各10g,党参、吴茱萸各9g,生姜3片,大枣3枚,炒鸡内金12g、焦三仙各12g。

【方剂来源】《济生方》《伤寒论》。

【经典案例】男,17岁。初诊日期:2003年4月21日。

主诉:鼻塞流涕,头痛时作3年余。

现病史:头痛重,影响学习,以头顶及前额为重,鼻塞不闻香臭,鼻涕多,或黄或白,口干口苦,纳食一般,

大便偏干，尿清。舌质暗红，少苔，脉沉弦。

辨证：鼻渊——寒火结于鼻窍、上犯厥阴。

治法：散寒通窍，清肝平肝。

方药：用本方7剂。

4月28日二诊：头痛明显减轻，鼻塞减轻，鼻涕减少，唯大便仍干，上方加大黄10g。继服7剂。

5月5日三诊：上方服7剂，鼻可闻香臭，鼻涕量明显减少，且转为白色，头痛甚少，大便已通，纳食增加。上方大黄改6g。继服7剂。

5月12日四诊：症状基本控制，脉舌平，上方去大黄，再进28剂痊愈。

1年半后随访，病未再犯，学习成绩显著提高。

辨治思路：蒋老视本患者之证，未敢丝毫懈怠，察其症，看其舌，按其脉，知患者涕多，或黄或白，知其为受寒，日久寒郁化火，寒火结于鼻窍；头顶、前额痛，即巅顶痛，此为厥阴头痛典型之症；舌质暗红，少苔，脉沉弦，皆为厥阴证之象。

总结分析：本案患者正处学习之年，受鼻渊之扰，邪阻鼻窍，清阳不升，故头痛时作，影响学习。然值得·

欣慰的是经治后患者学习成绩提高明显。本案为厥阴证，故以苍耳子散散寒通窍，吴茱萸汤清肝平肝，炒鸡内金、焦三仙调理脾胃，可谓是诸症兼顾。服药后头痛减轻，鼻窍复闻香臭亦在情理之中。

（三）鼻周生疮特效方

肺热内伏、上攻鼻窍鼻周生疮经典方——泻白散加减

【方剂组成】黄芩 20g，桑白皮 20g，地骨皮 20g，炙甘草 6g，粳米 9g，甘草 6g，黄连 9g，生地黄 20g，丹皮 15g，焦栀子 10g。

【方剂来源】《小儿药证直诀》。

【经典案例】男，24 岁。初诊日期：1992 年 6 月 7 日。

主诉：鼻周生疮 7 天。

现病史：鼻周生疮，有慢性咽炎，口干不苦，二便正常。舌质红，苔黄白，脉细数。

辨证：鼻周生疮——肺热内伏、上攻鼻窍。

治法：清泻肺热，生津清热。

方药：用本方3剂。

6月28日二诊：鼻周生疮减轻，口干减轻。6月7日方去粳米，加天花粉30g、知母10g、地肤子30g、白蒺藜30g。3剂。

辨治思路：鼻为肺之窍，肺热波及鼻窍，故使鼻周生疮，其源在肺，故以清肺热之剂治之，获愈。

总结分析：此又一治病求本之经验，再次以事实证明，大凡中医治病，必须要以辨证论治为纲，若将现代医学思路用于中药治病，头痛医头，脚痛医脚，必致事倍功半，收效甚微。世人皆说为医者，需有悟性方能为大医，西医如此，中医亦是如此。中医之旨无他，唯辨证论治耳。为中医者，必以中医之理辨病、辨证，切不可中西混淆，后来人学中医者必遵之，此中医之道也。

（四）目盲特效方

中气不足、肝虚血热目盲特效方——补中益气汤合密蒙花散加减

【方剂组成】炙黄芪 15g，炒白术 9g，升麻 3g，柴胡 9g，党参 9g，当归 9g，密蒙花 15g，菊花（后下）30g，青葙子 15g，枸杞子 20g，炒白蒺藜 20g，谷精草 20g，白芍 12g，生地黄 10g，炒山药 20g，地肤子 20g，炙甘草 6g。

【方剂来源】《内外伤辨惑论》《银海精微》。

【经典案例】男，70 岁。初诊日期：1990 年 2 月 25 日。

主诉：左眼失明 2 年。

现病史：左眼失明，头皮微痒，余无其他不适，无精神刺激史。舌质红，有裂纹，苔黄略腻，脉两寸无力，余弦。

辨证：目盲——中气不足、肝虚血热。

治法：补中益气，养肝清热。

方药：用本方6剂。

3月4日二诊：头皮痒好转，左眼有光感。照上方继服6剂。

3月10日三诊：左眼能模糊看到物体，头皮痒减轻50%。照上方继服18剂。

3月16日随访，左眼视力恢复至0.8以上，头皮痒减轻70%。上方改制成蜜丸剂，缓调巩固。

辨治思路： 患者虽无其他症状，然其脉两寸无力、余弦，为中气不足，不能将脉气输布于寸；从其舌象观察，舌质红、有裂纹、苔黄略腻，为肝虚不能荣养舌面，血热上攻，故见舌有裂纹，苔黄略腻之征象。

总结分析： 患者中气不足，导致肝虚，肝虚则肝气不能左升，且肝开窍于目，患者左眼失明正是由于肝虚不能荣养左目而引起。肝虚、血热上犯头皮，故见头皮发痒，方以补中益气汤补中益气，密蒙花散养肝清热。本病辨证准确，故服药6剂即见疗效，服药30剂，病证大减，非奇效所能言之，其精髓在于"治病必求于本"。

（五）视物模糊特效方

清阳不升、肝血失养视物模糊经典方——补中益气汤加味

【方剂组成】密蒙花 15g，菊花 15g（后下），枸杞子 20g，炒当归 6g，炙黄芪 12g，炒白术 12g，陈皮 6g，升麻 9g，柴胡 9g，党参 12g，炙甘草 6g。

【方剂来源】《内外伤辨惑论》。

【经典案例】男，35 岁。初诊日期：1992 年 9 月 13 日。

主诉：视物模糊 5 年。

现病史：5 年前出现视物模糊，经眼科检查，未查出器质性病变。现牵颈、闭眼时眼胀，或干涩，口不干苦，大便稀，1 次 / 天，小便正常。舌质红，苔白，有齿痕。

辨证：视物模糊——清阳不升、肝血失养。

治法：补气升清，养肝明目。

方药：用本方 3 剂。

9 月 16 日二诊：视物模糊症状减轻，今日见腰困，嗜睡。9 月 13 日方加酸枣仁（捣）20g，杜仲 15g，炙黄芪 8g，炒白术 3g，升麻 3g，党参 3g，当归 3g。3 剂。

辨治思路：本证患者视物不清，且双目未查出器质性病变，可知其病在脏。众所周知，肝开窍于目，目受肝血之滋乃能视，患者因肝血不足，目失所养，再因清阳不升，血运无力，不能上承头目，使目失所养更甚，故以补中益气汤为主方升举清阳，兼以养肝明目，一举获效。

总结分析：倘若一见视物模糊，便从养目之法着手，其效必然欠佳。治以补益清阳，使清阳上承头面，其证方能从本论治，治病求本，所以获得疗效，这需仔细、耐心体会，方能有所领悟。说之容易，施之甚难，医者必须在临床中练好基本功方能辨证准确。

（六）耳胀耳闭特效方

肝经湿热、寒热错杂耳胀耳闭特效方——龙胆汤加减

【方剂组成】酒炒龙胆草 10g，炒山药 30g，煅磁石（先煎）20g，石菖蒲 10g，焦栀子 10g，夏枯草 30g，当归 10g，炒白芍 10g，炒鸡内金 10g，茯苓 10g，车前子（布包）10g，炒黄芩 10g。

【方剂来源】经验方。

【经典案例】女，47 岁。初诊日期：1992 年 6 月 22 日。

主诉：两耳痛 60 天。

现病史：20 年前，右耳因用小匙掏而受伤穿孔，流脓水，去年再次出现流水，质清，不臭。现症：右耳痛、胀，带动左耳痛，左腿肿。月经、小便正常，大便日行 2～3 次，睡可。舌质红，苔黄白腻，脉弦。

辨证：耳胀耳闭——肝经湿热、寒热错杂。

治法：清肝利湿，祛寒除热。

方药：用本方6剂。

6月29日二诊：右耳痛、胀减30%，大便日2次，不稀，口干苦减轻。6月22日方加夏枯草40g，当归10g，煅磁石（先煎）30g。7剂。

7月7日三诊：耳痛、胀减50%，口干苦减轻，胸闷，大便4～5次/天，咽痛。6月29日方加青果30g、炒知母12g、天花粉30g、菊花（后下）15g。7剂。

辨治思路：本证较为复杂，既有寒湿，又兼湿热，徒治一证，不能除却其根，其本质为耳络外伤日久，湿邪夹杂寒、热上犯耳络。在祛湿药基础上略加补益之药治之，其效甚好。

总结分析：本证为本虚标实之证。此证乍一看较为复杂，且时日较长，历时二十余年，若以常人之眼光看，本证势必难治。本案患者之病经久不愈，唯正衰邪亦衰，正气不能祛邪外出罢了，只要在祛邪之时，兼以扶正，病证必解。故要想为良医，察色按脉时，需把握疾病之本质，并针对其本质处方用药，其效必见，此为医界之常理也，医者需记之。

（七）外耳道炎特效方

肝经湿热、肝血失养外耳道炎特效方——龙胆泻肝汤加减合外用经验方

【方剂组成】（1）当归 6g，焦栀子 9g，炒黄芩 9g，柴胡 9g，生地黄 9g，车前子（布包）12g，泽兰 15g，木通 9g，炙甘草 6g，酒炒龙胆草 9g，地肤子 30g，白蒺藜 30g，浮萍 12g，菊花（后下）12g，

（2）外用方：枯矾 15g，冰片 10g，炒黄柏 20g，滑石 30g。共研细面，干掺之。1 剂。

【方剂来源】《医方集解》、经验方。

【经典案例】女，16 岁。初诊日期：1993 年 12 月 12 日。

主诉：右耳流脓水 8 天。

现病史：8 天前出现右耳流脓水。有全身湿疹病史，口不干苦，饮食可，大便可，小便黄，时有咳嗽咯痰，两

眼不见物或糊，有黑点，左少于右，或两太阳穴发痛。舌质红，苔白，脉濡数。

辨证：外耳道炎——肝经湿热、肝血失养。

治法：清利湿热，养肝明目。

方药：用本方6剂。

12月19日二诊：右外耳流水好转，自诉4岁曾患中耳炎。12月12日方加焦栀子3g，炒黄芩1g，枸杞子9g，当归3g，白蒺藜30g，木通1g，生地黄1g。6剂。

12月26日三诊：右外耳不流水，内部阵痛，口不干苦，饮食不好，视物有黑点，有痰而咳，余症消失。12月19日方加炙冬花30g，炙紫菀30g，天花粉20g，葶苈子12g。6剂。

辨治思路：本患者之证，为肝经运行不畅所致，湿热扰乱肝经之运行，故耳流脓水，且时日持久，故当从肝经论治。龙胆泻肝汤专治肝经湿热之证，恰对其证，且治之有效。

总结分析：患者之病，其证之外现虽在右耳，然其之根源在肝经也，从其根源治之，邪无根由，则病自安。古人早云："学医不知经络，开口动手就错。"可知经络于辨证之重要也。辨证之法有六经辨证、脏腑辨证、三焦辨证、八纲辨证、卫气营血辨证等，辨证发展至今，脏腑辨证较为常用，为广大医者采用。然经络亦当为一辨证之法，经络之病，以脏腑之法辨之，其效必欠佳也。从经络治之，其效当彰显矣。故为医者，当需知识广博，凡医书当读之，并记其精髓，如此，治病之法胸有成竹矣。

（八）口唇干裂特效方

热燥津亏、阴虚内热口唇干裂特效方——白虎二冬二地汤加味

【方剂组成】生石膏（先煎）40g，炒知母40g，石斛30g，生地黄20g，天冬20g，麦冬20g，熟地黄15g。

【方剂来源】经验方。

【经典案例】男，28岁。初诊日期：1992年10月28日。

主诉：口唇干裂1月。

现病史：口唇干裂反复发作，牙龈肿痛3年，上下牙龈时出血。舌质红，苔白，脉细数。

辨证：口唇干裂——热燥津亏、阴虚内热。

治法：清热生津，滋阴清热。

方药：用本方3剂。

11月1日二诊：口唇裂消失，口干苦减轻，舌尖微痛，余无明显不适。10月28日方加炒白芍15g、炒黄连12g、甘草6g，减生石膏20g。3剂。

辨治思路：本患者口唇干裂，且反复不愈，若徒以清热生津之法治之，其效定不尽人意。当需顾虑患者亦有阴虚之证，阴虚不能抑制亢阳，虚热上扰，日久灼伤津液，以清热之法治之，非但不利于津液之恢复，徒耗伤元阳，使病机益加错综复杂，故知辨证之难也。

总结分析：常言，实证来势猛，恢复亦快，虚证来势缓，恢复亦慢。蒋老考虑本患者，反复不愈，符合虚证之特点，再求其舌脉，亦符合虚证之范畴，结合其一系列症状，知其为阴虚内热，耗伤津液也。蒋老本着急则先治其标之原则，先以清热之药暂缓其急，再以滋阴之药顾其根本，3剂中药，口唇裂之症即愈。故知辨证无误，用药尚准也。

医之治病当以辨证论治为其根本，此之谓也。

（九）口疮特效方

阴虚内热、虚热上扰口疮特效方——二冬二地汤加味

【方剂组成】生地黄 20g，熟地黄 20g，茵陈 10g，黄芩 10g，枳实 9g，炙枇杷叶 30g，石斛 30g，炙甘草 6g，天冬 20g，麦冬 20g，炒鸡内金 20g。

【方剂来源】经验方。

【经典案例】男，40 岁。初诊日期：1993 年 12 月 8 日。

主诉：口腔溃疡 5 月。

现病史：近 5 个月来，口腔溃疡反复发作。牙周炎 10 年多，时常牙龈出血。失眠 10 年；记忆力下降。须发白增多，体力明显变差，腰困，饮食不多，口干，大便多，日 1 次，小便黄，夜尿 1 次，易恶心。舌质红，苔薄白，脉弦细。

辨证：口疮——阴虚内热、虚热上扰。

治法：滋阴清热，益肾健脾。

方药：用本方4剂。

12月12日二诊：口腔溃疡基本控制，食后脘胀，大便干。12月8日方加夜交藤30g，合欢花30g，玄参60g，焦三仙各30g，炒鸡内金10g。4剂。

辨治思路：口疮虽为小病，亦不能小觑也。本案患者不仅有口腔疾患，还兼掉头发、记忆力下降等症，可知其肾精不足、虚火上炎。若只从口腔论治而不考虑肾之不足则效定欠佳，从肾论治，治其根本，则效如桴鼓。

总结分析：辨证论治准确与否直接关系到疗效的好坏。蒋老在很多病例中不止一次提过，辨证论治为中医之本。若想辨证准确，当需基本功扎实；若想基本功扎实，当需熟读经典；然熟读经典仅为其一，还需有一定的悟性，若想有悟性，当需临床勤学苦练。唯有对中医之感悟提高，经典之论才能通也；经典之论通，则基本功扎实；基本功扎实，则辨证之理明；辨证之理明，则治病十拿九稳，板上钉钉。

后 记

　　蒋天佑（1933.7.22-2020.7.7）先生曾任山西省卫生厅副厅长，退休后仍坚持在山西省中医院出门诊，上午门诊诊疗量一度高达一百多人次。蒋老在晚年仍坚持上午门诊，接诊病人甚多。2005 年，蒋老创办了"天佑诊所"，坚持出诊到 2019 年 7 月，直到不慎摔倒 2 次后才停诊。蒋老对中医内、外、妇、儿各科皆有较深造诣，尤其擅长治疗呼吸道疾病和肿瘤，从事临床工作 40 余年，积累了丰富的临床经验。为了传承名家经验，我们将蒋老生前记录的具有参考价值的病例筛选出来，编写成书，为临床工作者提供参考。

本书通过蒋老和大家的努力，历经 15 年，得以完成。在此我首先感谢山西科学技术出版社的郝志岗同志，在本书的创作过程中给予了我们很大的帮助。另外，我的学生张志刚、李蓉、张卓铭和张微微同学在成书过程中也做了大量的工作，在此一并感谢。

由于写作时间仓促，编者理论水平有限，书中定有不妥之处，请大家多提宝贵意见。

青献春

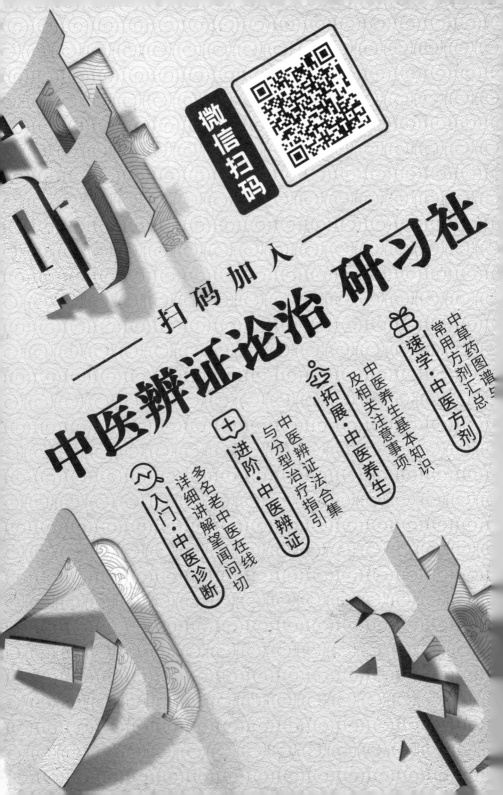